# MÉMOIRE

SUR

# LA VALEUR RÉELLE DE L'ORTHOPÉDIE

ET SPÉCIALEMENT

## DE LA MYOTOMIE RACHIDIENNE

DANS

LE TRAITEMENT DES DÉVIATIONS LATÉRALES DE L'ÉPINE

PRÉCÉDÉ

## D'UN MÉMOIRE SUR L'ABUS ET LE DANGER

DES

Sections tendineuses et musculaires dans le traitement de certaines difformités

## Par M. MALGAIGNE,

Chevalier de la Légion d'honneur et du Mérite militaire de Pologne, Chirurgien de l'hôpital Saint-Antoine,
Membre de la Société de chirurgie de Paris, de la Société médicale d'émulation et de la Société
anatomique de la même ville, de la Société royale de médecine de Marseille, de la Société
d'émulation des Vosges, de la Société des sciences médicales et naturelles de
Bruxelles, de la Société royale de médecine de Lisbonne, de la Société
médicale de Malte, de la Société médico-chirurgicale de Berlin, de
la Société impériale et royale de médecine de Vienne,
de l'Académie impériale de médecine de
Saint-Pétersbourg.

Réalité dans la science,
Moralité dans l'art.

# PARIS,

AU BUREAU DU JOURNAL DE CHIRURGIE, CHEZ P. DUPONT ET Cⁱᵉ,
Rue de Grenelle-Saint-Honoré, 55.

Chez J.-B. BAILLIÈRE, Libraire, rue de l'École-de-médecine, 17;

Et chez tous les libraires de médecine.

## 1845.

# MÉMOIRE



SUR

# LA VALEUR RÉELLE DE L'ORTHOPÉDIE

ET SPÉCIALEMENT

## DE LA MYOTOMIE RACHIDIENNE

DANS

LE TRAITEMENT DES DÉVIATIONS LATÉRALES DE L'ÉPINE;

PRÉCÉDÉ

## D'UN MÉMOIRE SUR L'ABUS ET LE DANGER

DES

Sections tendineuses et musculaires dans le traitement de certaines difformités;

## Par M. MALGAIGNE,

Chevalier de la Légion d'honneur et du Mérite militaire de Pologne, Chirurgien de l'hôpital Saint-Antoine, Membre de la Société de chirurgie de Paris, de la Société médicale d'émulation et de la Société anatomique de la même ville, de la Société royale de médecine de Marseille, de la Société d'émulation des Vosges, de la Société des sciences médicales et naturelles de Bruxelles, de la Société royale de médecine de Lisbonne, de la Société médicale de Malte, de la Société médico-chirurgicale de Berlin, de la Société Impériale et royale de médecine de Vienne, de l'Académie impériale de médecine de Saint-Pétersbourg.

Réalité dans la science,
Moralité dans l'art.

PARIS,

AU BUREAU DU JOURNAL DE CHIRURGIE, CHEZ P. DUPONT ET Cie,
Rue de Grenelle-Saint-Honoré, 55.

CHEZ J.-B. BAILLIÈRE, LIBRAIRE, RUE DE L'ÉCOLE-DE-MÉDECINE, 17;

Et chez tous les Libraires de médecine.

1845.

PARIS. — IMPRIMERIE DE PAUL DUPONT ET Cⁱᵉ,
Rue d. Grenelle-Saint-Honoré, 55.

À MM. les Membres de l'Académie royale des sciences,

JUGES NATURELS DE TOUTE QUESTION SCIENTIFIQUE;

À MM. les Membres de l'Académie royale de médecine

JUGES NATURELS DE TOUTE DISCUSSION MÉDICALE OU CHIRURGICALE;

À MM. les Magistrats du Tribunal de première instance
et de la Cour royale de la Seine,

PAR QUI LA JUSTE LIBERTÉ DE LA CRITIQUE SCIENTIFIQUE A ÉTÉ PRÉSERVÉE ET MISE
DÉSORMAIS HORS DE TOUTE ATTEINTE;

À MM. les Membres du Conseil général des hôpitaux,

POUR QUI C'EST A LA FOIS UN DROIT ET UN DEVOIR DE CONNAÎTRE TOUTE LA VÉRITÉ;

Cet opuscule est respectueusement dédié par

L'AUTEUR.

# PRÉFACE.

Un long et mémorable débat, qui, pendant une année entière, a tenu agité tout le public médical, vient enfin de trouver son dénouement si long-temps attendu devant l'Académie royale de médecine. La science et la vé-rité ont triomphé; il est acquis maintenant qu'il est indigne d'un homme de science d'alléguer des faits dont il refuse de donner la preuve; il est clair et patent pour tous les yeux que les prétendues guérisons attribuées à la myotomie rachidienne n'ont pu supporter un sérieux examen. La commis-sion académique, après une enquête qui n'a pas duré moins de cinq mois, est venue témoigner hautement de l'authenticité des faits que nous avions annoncés; l'Académie, éclairée par une discussion solennelle, a voté des remercîments significatifs au chirurgien qui avait eu le courage de déférer à son tribunal une question qui, pourtant, intéressait si gravement l'un de ses membres.

Nous n'avons pas dessein de revenir sur tous les détails de cette lutte; seulement, comme on a cherché à en fausser la signification en ce qui nous concerne, il ne sera pas inutile d'en tracer un rapide résumé, et de rétablir quelques faits dans leur exactitude et leur réalité.

Le 1ᵉʳ juillet 1843, la *Gazette médicale* publiait un *Relevé général du ser-vice orthopédique de l'hôpital des Enfants*, annonçant des guérisons d'une nature telle, qu'elles furent accueillies par quelques-uns avec doute, par la plupart avec une complète incrédulité. Une vive polémique s'émut d'abord entre M. Guérin et ses collaborateurs d'une part, d'une autre part M. Mai-sonabe, suivi bientôt par la *Gazette des hôpitaux* et les *Annales de chirurgie*. Pressé de tous côtés par des objections insolubles, M. Guérin avait fini par répondre qu'il ne répondrait plus; et ce fut cette détermination publique-ment déclarée, et qui nous paraissait inconcevable chez un homme de science, qui nous fit écrire un premier et très-innocent article. En vérité, nous n'avions encore rien dit, et déjà l'on nous accusait de servir *de porte-voix à la calomnie*. Fort surpris d'une pareille imputation, et toutefois désirant éviter toute occasion d'envenimer un débat qui devenait de jour en jour plus grave, nous prîmes le parti de faire abstraction de tout ce qui avait été dit et écrit jusque-là, de nous en remettre à M. Guérin lui-même, de lui demander de nous faire voir quelques-unes de ces guérisons remar-quables, de le prier enfin de nous *aider d'une façon quelconque à arriver à la vérité*. Ce fut là l'objet de trois lettres que nous lui adressâmes, et qui lui parurent si convenables, qu'en nous répondant qu'*il ne voulait se sou-mettre à l'inquisition de qui que ce fût*, il ajoutait ces propres paroles : *je désire que vous ne voyiez dans ce refus rien de personnel* (1).

---

(1) Ces lettres ont été publiées par M. Guérin lui-même, dans son *Mémoire à consulter*, in-4° de 362 pages; janvier 1844.—Voyez pages 170, 171, 176, et 199.

La forme était obligeante, on ne saurait le nier ; mais plus elle était obligeante, plus il était permis de trouver étrange le refus obstiné qu'elle exprimait. La chirurgie est une science d'observation ; et que deviendra la science, si l'observation qui lui sert de base peut être révoquée en doute ? Or le doute, et quelque chose de plus que le doute, était dans tous les esprits ; et les faits n'étaient pas indifférents, car s'ils étaient vrais, ils devaient opérer une révolution en chirurgie ; et la position du savant qui les affirmait à la face du monde donnait encore à la question plus de gravité. Nous avions bien vu des charlatans de bas étage prôner dans les journaux politiques et leurs recettes et leurs miracles ; nous nous étions détourné avec dégoût, la science n'avait là rien à craindre ni à espérer. Mais il s'agissait ici de toute autre chose ; c'était un médecin considérable par sa position, par ses amis, à qui même, pour me servir de ses propres expressions, *l'on ne contestait pas un certain talent* ; membre de l'Académie royale de médecine, lauréat de l'Académie royale des sciences, qui déjà l'avait inscrit une fois sur sa liste de présentation ; directeur d'un journal alors estimé et influent ; et si nous laissions un tel homme fairé une telle brèche aux principes les plus sacrés et les plus essentiels de la science, de quel front nous fussions-nous opposés à la foule des imitateurs obscurs que son exemple n'eût pas manqué d'entraîner ? On se refusait à la vérification des faits ; nous y procédâmes nous-mêmes, dans la plénitude de notre droit et de notre devoir ; et sans méconnaître tout ce que ce devoir avait de triste et de rigoureux, en invoquant la dignité et la moralité de l'art, nous écrivîmes l'article du 20 août : *De quelques illusions orthopédiques.*

On sait l'effet que produisit cet article et dans la presse et dans le public médical. La *Gazette des hôpitaux* le répéta tout d'abord, et en adopta les conclusions et les termes. M. Guérin répondit, mais quelle réponse ! A défaut de raisons, il articula plus nettement l'imputation de calomnie ; et il y ajouta le reproche de *persécution.*

Certes, le mot de *persécution* était nouveau, appliqué à la question actuelle, et surtout après deux articles, et surtout encore quand M. Guérin avait été mis en demeure d'arrêter directement la discussion. Nous ne chercherons pas même à nous laver de ce reproche ; seulement, pour mettre bien au jour de quel côté fut la persécution, puisque le mot a été prononcé ; afin que l'on sache à quel prix nous sommes parvenu à faire prévaloir la vérité, il ne sera pas inutile de mettre en regard, dans le tableau suivant, les actes des deux adversaires :

| | |
|---|---|
| 26 *août.*— Première réponse de M. Guérin, insérée à la fois dans la *Gazette des hôpitaux* et dans la *Gazette médicale.* | 31 *août.*— Réplique de M. Malgaigne dans la *Gazette des hôpitaux.* |
| 5 *septembre.*— Deuxième réponse de M. Guérin dans la *Gazette des hôpitaux.* | |
| 13 *septembre.* — Envoi d'une réponse en 19 pages in-4°, pour le *Journal de chirurgie.* | 20 *septembre.*— Troisième article de M. Malgaigne dans le *Journal de chirurgie.* Refus d'insérer la réponse de M. Guérin, pour cause d'injures. |
| 23 *septembre.*—Réponse de M. Guérin dans la *Gazette médicale.* | |
| 28 *septembre.*—Premier huissier. Sommation | |

d'avoir à insérer la réponse du 15 septembre.

3 *octobre*.— Deuxième huissier. Assignation
devant le tribunal de police correctionnelle,
avec demande de *soixante mille francs* de
dommages-intérêts.

14 *octobre*. — Article de la *Gazette médicale*
sur le procès.

20 *octobre*.—Quatrième article du *Journal de
chirurgie*; M. Malgaigne annonce qu'il por-
tera le débat devant des juges compétents,
et que le *Mémoire sur la myotomie rachidienne*, au lieu d'être simplement publié
dans le journal, sera présenté d'abord à
l'Académie royale des sciences et à l'Académie royale de médecine.

5 *novembre*.— Article de l'*Écho du monde
savant* sur le procès, envoyé à domicile à
tous les médecins de Paris.

11 *novembre*.—La *Gazette médicale* reproduit
cet article.

Du 14 *au* 28 *novembre*.— Procès et jugement.

29 *novembre*.— Le *Journal de chirurgie* annonce le jugement, et reproduit les signatures apposées à la déclaration de principes
en matière de discussion scientifique.

2 *décembre*. — La *Gazette médicale* annonce
le jugement avec des commentaires injurieux. L'article est tiré à part et répandu à
profusion par tout Paris.

8 *décembre*.—Appel en Cour royale.

15 *décembre*.— Lettre de M. Guérin à la *Gazette des hôpitaux*, avec le même système
d'injures contre M. Malgaigne.

20 *décembre*.—Le *Journal de chirurgie* annonce en quatre lignes l'appel de M. Guérin.

5 *janvier*.— Troisième huissier. Signification
du jugement.

*Même mois*. — Publication d'un *Mémoire à
consulter* de 360 pages grand in-8°, répandu à profusion à Paris et par toute la
France.

2 *février*.— Quatrième huissier. Assignation
en Cour royale, avec demande de *soixante
mille francs* de dommages-intérêts.

Du 9 *au* 16.— Débats et arrêt en Cour royale.

20 *février*. — Annonce en six lignes de
l'arrêt de la Cour royale dans le *Journal de
chirurgie*.

*Même numéro*. — *Mémoire sur l'abus et le
danger des sections tendineuses et musculaires dans le traitement de certaines difformités*, communiqué la veille à l'Académie royale des sciences.

24 *février*. — Article de la *Gazette médicale*
sur l'arrêt de la Cour royale, avec commentaires injurieux.

2 *avril*. — Lecture à l'Académie royale de médecine du *Mémoire sur la myotomie rachidienne*.

Cette sorte d'inventaire aurait pu être poussé beaucoup plus loin; car
M. Guérin, acculé enfin devant le tribunal de ses pairs, jeta feu et flammes
pour décliner, pour éluder cette juridiction redoutable; mais ce qu'il a ap-

pelé notre persécution s'est arrêtée à la lecture de ce mémoire ; le reste appartient à l'Académie.

Dans cette longue série d'attaques par la presse entremêlées d'attaques judiciaires, il est curieux de saisir le moment où s'est fait jour, pour la première fois, une nouvelle imputation, celle d'inimitié personnelle. Durant six mois, M. Guérin ne s'en était pas avisé ; c'est en janvier seulement, dans cet énorme mémoire de 360 pages, qu'il a glissé enfin cette accusation honteuse, et que, rappelant et dénaturant une discussion oubliée depuis huit années, il a écrit, pour la première fois : *M. Malgaigne est depuis longtemps l'un des ennemis les plus dangereux de M. Guérin.*

Peut-être aurions-nous dû passer dédaigneusement sans répondre ; ou, pour toute réponse, rappeler la triple démarche faite par nous sans succès près de M. Guérin. Mais comment supporter un tel reproche de la part d'un homme qui nous remerciait, six mois auparavant, de la manière dont nous avions jugé ses travaux dans notre journal ; qui déclarait qu'*il n'était pas accoutumé à trouver tant de bienveillance dans la presse médicale* ; qui nous en témoignait sa reconnaissance dans les termes les plus chauds, avec de pompeux éloges *de notre indépendance, de notre bonne foi et de notre talent?* Cette lettre curieuse est du 4 janvier 1843 ; six mois plus tard, vous le savez, cette bonne foi était réputée calomnie, cette indépendance persécution ; mais il fallut un an entier pour appliquer à cette bienveillance le nom d'inimitié personnelle (1).

Non, non, il faut le redire à l'honneur de notre époque et de notre profession, ce n'a pas été là une lutte personnelle. La bataille était engagée, et une partie de la presse médicale était sur la brèche, lorsque nous y sommes monté à notre tour. Bientôt, à force de provocations, on l'a fait lever tout entière ; et sur vingt-cinq journaux de médecine, un seul journal s'est rencontré pour soutenir la cause de M. Guérin, et c'était le journal de M. Guérin. Puis il est arrivé une chose qui jamais encore n'avait été vue ; toute la grande famille médicale, venant au secours des principes attaqués ; membres de l'Institut, membres de l'Académie de médecine, professeurs de la Faculté, médecins et chirurgiens des hôpitaux, et à Paris seulement trois cents signatures ; et la *Gazette des hôpitaux,* Moniteur de l'insurrection, suffisant à peine à enregistrer les adhésions venant des provinces, soit au nom des médecins isolés, soit au nom des Sociétés savantes. Nous ne parlons pas des échos de cette immense clameur, allant retentir dans la presse médicale étrangère, en Angleterre, en Allemagne, et jusqu'en Amérique ; vainement l'imprudent auteur de ce soulèvement universel a-t-il cherché à en nier la portée et le caractère ; vaincu par la force de la vérité, il a laissé échapper enfin cet accablant aveu, qu'il y avait eu *lutte de tous contre un seul !*

Tous contre un seul! Ah! malheur au médecin qui, dans un débat touchant par tant de points à la dignité et à la moralité de la science, se

---

(1) Ajoutons que cette lettre est écrite tout entière de la main de l'auteur, et qu'elle lui avait été relue et représentée dans deux circonstances assez mémorables pour qu'il eût dû en garder le souvenir. Ce souvenir est parti comme celui de sa reconnaissance ; et dans cet immense *Mémoire*, déjà tant de fois cité, il n'a pas plus parlé de l'une que de l'autre.

trouvera seul contre tous! Tous contre un seul! et savez-vous, médecins et chirurgiens de France, pourquoi cet athlète dévoué luttait ainsi seul contre tous? C'est lui qui va vous le dire; vous lirez, sans ajouter foi à vos propres yeux, ces incroyables paroles, qui ne sont point échappées à l'improvisation, car elles sont tout autres que celles que nous avons entendues; mais qui, écrites et méditées de sang-froid, seront à elles seule une révélation, et pourront se passer de commentaires:

« *Dans cette lutte acharnée de tous contre un seul, j'ai sacrifié*, POUR DÉFENDRE LA SCIENCE ET LA VÉRITÉ, *mon repos, ma santé, ma fortune* (1). »

C'en est assez sur toutes ces choses; mais nous avons quelques éclaircissements à ajouter touchant le fond du débat. Pour atténuer la portée du rapport fait à l'Académie, pressé par l'évidence des faits, M. Guérin a pris un parti désespéré, et sauf un ou deux qu'il a cherché vainement à réfuter, il a admis tout le reste. Mais qu'importaient, disait-il, 24 insuccès sur une masse de 1394 cas? Lui-même, pour les déviations de l'épine, avait bien confessé 28 cas seulement améliorés, et même 4 autres sans amélioration. C'était juste parmi ces 32 cas qu'il fallait placer les 24 cas de la commission. Que si l'on s'étonnait cependant que les insuccès se trouvassent précisément chez les malades reçus dans le service, de telle sorte que les guérisons auraient été toutes ou presque toutes obtenues à la consultation, M. Guérin répondait qu'il n'admettait dans son service que les cas les plus graves, et que, réservant les cas les plus légers pour la consultation, c'était naturellement parmi ces derniers qu'il avait eu le plus grand nombre de guérisons.

Tactique ingénieuse, et qui peut-être eût produit tout son effet sans cet unique petit point vulnérable : l'impossibilité de montrer une seule de ces guérisons soit à la commission, soit à l'Académie. Mais elle a été encore maladroite en ceci; c'est que l'auteur avait oublié qu'il nous avait adressé une dernière provocation, aussi imprudente que les autres; une injonction à laquelle nous nous sommes scrupuleusement conformé.

A la page 229 de son grand Mémoire, M. Guérin s'écriait en parlant de M. Malgaigne :

« *Qu'il complète maintenant son enquête, et il aura la confusion de trouver ces guérisons qu'il a déclarées introuvables! Mais non, il ne les voudra pas trouver*, etc. »

A cette époque, nous avions visité ou fait visiter environ 45 malades; et nous confessons volontiers que notre persévérance était à bout, et que nous pensions avoir assez fait. Cependant il y avait quelque chose de juste dans la réclamation de M. Guérin; et les guérisons que nous n'avions pas trouvées jusque-là pouvaient enfin se rencontrer plus tard. La Société de chirurgie, qui déjà avait vérifié les faits relatifs aux déviations de l'épine, fut frappée comme nous de la convenance de compléter l'enquête; tous ses membres y prirent part d'un commun accord; et le chiffre total des sujets qui ont pu être retrouvés est ainsi monté à 70 (2).

---

(1) Dernier discours de M. Guérin, *Bulletin de l'Académie*, t. X, p. 259.

(2) M. Guérin ne se plaindra pas sans doute que nous nous soyons adressé pour cette vérification à nos collègues de la Société de chirurgie, puisque lui-même a déclaré que *plusieurs étaient de ses amis particuliers. (Mémoire à consulter*, pag. 100 ) Nous ignorons

C'est le résultat de toute cette enquête que nous allons maintenant exposer. Nous allons lever enfin, pour tous les yeux, le voile trop longtemps tenu baissé sur cette consultation héroïque, et témoigner des guérisons qu'elle a produites. C'est une face de la question qui n'a pas encore été convenablement étudiée, et qui pourtant en vaut la peine.

Rappelons d'abord le fameux *Relevé statistique*, tel qu'il a été publié par la *Gazette médicale*.

| DIFFORMITÉS. | Nombre des cas. | Guérisons complètes. | Améliorations. | Pas d'amélioration. | Morts. | Non traités ou en traitement. |
|---|---|---|---|---|---|---|
| Strabismes.......................... | 155 | 100 | 8 | » | » | 47 |
| Fausse ankylose de la mâchoire inféᵉ. | 1 | 1 | » | » | » | » |
| Torticolis.......................... | 46 | 25 | 8 | 2 | 1 | 12 |
| Déviations de l'épine................ | 155 | 24 | 28 | 4 | 1 | 98 |
| Excurvations tuberculeuses........... | 112 | 4 | 46 | 46 | 2 | 14 |
| Difformités rachitiques du thorax et des membres.................... | 314 | 66 | 36 | » | 2 | 210 |
| Courbures des membres par cal vicieux. | 46 | 8 | 13 | 2 | » | 23 |
| Difformités du coude ( flexions permanentes, etc.).................... | 9 | 2 | 1 | 1 | » | 5 |
| Flexions permanentes de la main et des doigts........................ | 14 | 3 | 4 | » | » | 7 |
| Luxations congénitales des fémurs.... | 38 | 2 | » | 1 | » | 35 |
| Difformités de la hanche sans luxation. | 38 | 10 | 22 | 6 | » | » |
| Difformités des genoux.............. | 263 | 53 | 72 | 9 | 5 | 124 |
| Pieds bots.......................... | 157 | 61 | 49 | 6 | 7 | 34 |
| Flexion permanente des orteils...... | 1 | 1 | » | » | » | » |
| TOTAUX.................... | 1349 | 358 | 287 | 77 | 18 | 609 |

En outre de ces difformités, 34 abcès froids ou par congestion, et 11 épanchements articulaires ont été traités par la méthode sous-cutanée. En voici les résultats :

| | Nombre des cas. | Guérisons complètes. | Améliorations. | Pas d'amélioration. | Morts. | Non traités ou en traitement. |
|---|---|---|---|---|---|---|
| Abcès froids....................... | 20 | 7 | 4 | » | 2 | 7 |
| Abcès par congestion............... | 14 | 4 | 2 | » | 5 | 3 |
| Épanchements articulaires.......... | 11 | 8 | 5 | » | » | » |
| TOTAUX............... | 45 | 19 | 9 | » | 7 | 10 |
| TOTAUX réunis......... | 1394 | 377 | 296 | 77 | 25 | 619 |

Sur ces 1394 malades, nous n'en avions trouvé que 131 inscrits sur les

---

parfaitement quels sont ceux qu'il honorait de ce titre; nous dirons seulement que les trois seuls cas de guérisons constatées ont été découverts par M. Guersant fils et par nous-même, qu'il ne mettait alors ni l'un ni l'autre au rang de ses amis.

registres de l'hôpital, depuis l'ouverture du service jusqu'au 1er juillet 1843, date du Relevé. M. Guérin, qui en avait annoncé 134, allègue que quelques-uns étant passés dans ses salles d'autres services où ils avaient été inscrits, il n'en a pas été fait une seconde mention sur les registres (1). Cela peut être ; admettons les 134. Nous en avions présenté le tableau dans le *Journal de chirurgie* du 20 août, mais avec quelques lacunes que des recherches ultérieures ont comblées en grande partie. Le voici complété et rectifié.

| DIFFORMITÉS ou AUTRES AFFECTIONS. | NOMBRE des sujets admis à l'hôpital jusqu'au 1er juillet 1843. | SUJETS sortis au 1er juillet. | MORTS à l'hôpital ou peu de jours après leur sortie. | SUJETS restant à l'hôpital au 1er juillet. |
|---|---|---|---|---|
| Fausse ankylose de la mâchoire inférieure.... | 1 | 1 | » | » |
| Torticolis............................ | 6 | 6 | » | » |
| Déviations de l'épine................... | 42 | 35 | 2 | 5 |
| Excurvations tuberculeuses............... | 3 | 2 | 1 | » |
| Difformités rachitiques du thorax et des membres............................ | 6 | 6 | » | » |
| Courbure anguleuse du fémur, rotation de la jambe en dedans...................... | 1 | 1 | » | » |
| Flexion du coude....................... | 1 | 1 | » | » |
| Flexions des doigts..................... | 3 | 3 | » | » |
| Luxations congénitales des fémurs.......... | 5 | 3 | » | 2 |
| Difformités de la hanche................. | 3 | 2 | » | 1 |
| Difformités des genoux.................. | 19 | 14 | 4 | 1 |
| Pieds-bots............................ | 19 | 17 | 1 | 1 |
| Abcès par congestion.................... | 1 | » | 1 | » |
| Contractures musculaires générales et paralysie............................. | 4 | 2 | 2 | » |
| Hernie ombilicale...................... | 1 | 1 | » | » |
| Affections non dénommées, ou comprises sous le titre vague de difformités........... | 19 | 14 | 4 | 1 |
| TOTAUX............ | 134 | 108 | 15 | 11 |

Noûs avons rangé toutes ces affections dans le même ordre que dans le *Relevé statistique*, afin qu'on pût apprécier d'un coup d'œil les ressemblances et les différences. Nous ne nous arrêterons pas sur ces deux morts qui reviennent aux déviations latérales de l'épine, tandis que le Relevé n'en compte qu'une ; — sur les contractures générales dont le Relevé ne parle pas et qui ont pourtant fourni deux morts ; — sur cette hernie ombilicale

___

(1) *Mémoire à consulter*, pag. 208.

opérée dans un service orthopédique, et soigneusement passée sous silence ; ce sont des bagatelles que M. Guérin a toujours dédaigné d'expliquer. Nous avons d'ailleurs quelque chose de plus merveilleux à raconter.

Ainsi donc, sur les 1,394 sujets du Relevé, 131 seulement ont été reçus à l'hôpital, 1,263 à la consultation. Pour parler plus exactement, en défalquant les sujets non traités ou en traitement de la dernière colonne du Relevé et de la nôtre, il y avait eu :

> 123 sujets entrés et sortis de l'hôpital, dont plusieurs encore n'y avaient pas suivi un traitement complet ;
>
> Et 652 traitements complets, pour le moins, suivis à la consultation.

D'où l'on voit déjà combien, eu égard au nombre des traitements complets, la consultation l'emportait sur le service même.

La question de la mortalité ne lui est pas moins favorable. En effet, les 755 sujets traités ayant donné, aux termes du Relevé, 25 morts, il faut compter :

> Pour les 123 sujets du service (1).......... 15 morts, ou 1 sur 8.
> Pour les 655 sujets de la consultation...... 10   —    ou 1 sur 65.

Mais, c'est surtout la question des guérisons qui établit la supériorité de la consultation d'une manière irréfragable. Il convient ici d'entrer dans quelques détails ; et nous allons reprendre successivement toutes les catégories comprises dans le Relevé.

### 1° *Strabismes.*

On avait dit d'abord que les strabismes avaient *tous été traités à la consultation, aucun n'avait été admis à l'hôpital ;* mais plus tard M. Guérin a rectifié cette assertion, en déclarant que parmi les 134 cas de l'hôpital, *on ne compte presque pas de strabismes* (2). Il paraît donc qu'il y en a eu quelques-uns, qu'il faut déduire des 14 sujets sortis au 1er juillet, dont l'affection n'a pu être précisée.

### 2° *Fausse ankylose de la mâchoire inférieure.*

Ce cas unique a été traité dans le service ; la malade, donnée comme *guérie*, a été opérée et *guérie* une seconde fois un an après ; et tout ce qu'on peut en dire, c'est qu'elle n'est pas plus guérie qu'auparavant, et qu'elle ne le sera jamais.

### 3° *Torticolis.*

D'après le Relevé, sur 34 sujets traités, il y a eu 23 *guérisons complètes ; —* 8 *améliorations ; —* 2 cas *sans amélioration ; —* un cas de *mort.*

Nous n'avons trouvé que 6 sujets traités à l'hôpital ; et nous n'avons pu en voir que deux ; une jeune fille améliorée, une autre qui peut être regardée comme guérie. M. Guérin a cependant maintenu la guérison complète de la première :

« *Ce qu'il reste d'inclinaison de la tête,* dit-il, *n'est que passager,* ..... et il désirerait qu'on lui montrât, dans la pratique des autres chirurgiens, un cas de torticolis *ancien* mieux et plus complétement guéri (3). »

---

(1) M. Guérin compte lui-même 12 *sujets morts à l'hôpital* (*Mém. à consulter,* pag. 228) ; auxquels il convient d'ajouter Pape et la fille Thénault, morts *deux jours* après leur sortie ; et la fille Champmartin sortie dans un état déplorable, et qui a succombé 8 à 10 jours après.

(2) Voir pour la première assertion, le *Mémoire à consulter,* pag. 146 ; et pour la seconde, le *Bulletin de l'Académie de médecine,* tom. X, pag. 251.

(3) *Mémoire à consulter,* page 92.

Nous nous bornerons à une petite remarque et à une petite question. D'abord le torticolis datait de six mois lorsqu'on l'a opéré en 1840 ; et l'inclinaison persistait encore en 1844, quand M. Guérin a revu la malade. Heureux artifice du langage! Ce torticolis de 6 mois, il était *ancien;* mais cette inclinaison persistant au bout de quatre ans, inclinaison *passagère!*

Et puis, si tous les malades *guéris* gardent des inclinaisons que quatre années ne suffisent pas à dissiper, que reste-t-il donc aux simples améliorations?

Répétons même ici, puisque la vérité l'exige, que nous avons trouvé parmi les malades de M. Guérin, un torticolis *mieux et plus complétement guéri* que celui dont il se vante, et qui en réalité ne l'est pas.

#### 4° *Déviations de l'épine.*

Le Relevé compte, sur 57 sujets traités, 24 *guérisons complètes ;—*28 *améliorations ;—*4 cas *sans amélioration ;—*1 *mort.*

Il n'est entré à l'hôpital que 37 sujets, et, sur ce chiffre, 30 seulement pouvaient être considérés comme ayant suivi un traitement réel. On en trouvera l'histoire dans le second des Mémoires qui suivent; notons cependant que 5 ont échappé à nos recherches, et que, sur les 25 autres, il y a 6 ou 7 améliorations, pas une seule guérison, et deux morts.

Les cinq sujets non retrouvés ont-ils été plus heureux? En les admettant comme guéris, il reste toujours au compte de la consultation environ 20 guérisons complètes et 20 améliorations. Résultat bien merveilleux sans doute, et qui le devient bien davantage si l'on songe qu'à la consultation on n'a traité que 27 sujets!

#### 5° *Excurvations tuberculeuses.*

D'après le Relevé, sur 98 sujets traités, il y a eu 4 *guérisons complètes ;—*46 *améliorations ;—*46 cas restés *sans amélioration ;—*2 *morts.*

Nous n'avons retrouvé que trois cas de ce genre sur les registres de l'hôpital. Une petite fille de 8 ans est sortie dans le même état qu'elle était entrée, c'est la plus heureuse. Une autre âgée de 6 ans, est sortie avec une telle aggravation que la saillie vertébrale, au dire des parents, se serait accrue de plus du triple. Enfin, un petit garçon de 5 ans, après avoir subi deux opérations, a été retiré par ses parents dans un état déplorable, et est mort deux jours après.

Restent donc les 46 améliorations, les 4 guérisons complètes, obtenues toutes A LA CONSULTATION !

#### 6° *Difformités rachitiques du thorax et des membres.*

D'après le Relevé, sur 104 sujets traités, il y a eu 66 *guérisons complètes;—*36 *améliorations ;—*2 *morts.*

Voilà qui est des plus remarquables; car, sauf les deux morts qui n'ont pas eu le temps de guérir, aucun sujet n'a résisté absolument au traitement. Peut-être alors est-il permis de s'étonner que sur 4 sujets admis à l'hôpital, et dont nous avons retrouvé la trace, pas un seul n'ait été conduit à guérison. Deux autres ont échappé à nos recherches ; mais l'un, n'étant resté que 19 jours dans le service, n'a pu en retirer grand bénéfice. Reste donc un seul individu, dont nous ne pouvons rien dire. Supposez-le guéri; vous aurez à rechercher encore 65 guérisons complètes, sans compter les améliorations.

Mais ce sont là des cas faciles, comme chacun sait, et que l'on guérit par douzaines à LA CONSULTATION.

#### 7° *Courbures des membres par cal vicieux.*

Le Relevé donne 23 sujets traités ; 8 *guérisons complètes;—*13 *améliorations,* et 2 cas seulement où l'on a échoué.

Pour répondre à cette catégorie, nous n'avons trouvé sur les registres de l'hôpital que ce cas unique de courbure anguleuse du fémur avec rotation de la jambe en dedans. Etait-ce même un cal vicieux plutôt qu'une courbure rachitique? Question futile en présence de ce fait capital; l'enfant n'est restée que 11 jours à l'hôpital.

Ce sont donc toujours 8 guérisons complètes et 13 améliorations obtenues à LA CONSULTATION.

### 8° *Difformités du coude (flexions permanentes, etc.).*

Le Relevé n'en compte que **4** cas, dont **2** *guérisons complètes;*—1 *amélioration;*—1 *insuccès.*

Nous n'en trouvons qu'un seul sur les registres de l'hôpital. C'était une petite fille qui y resta **231** jours, y subit des opérations, porta des appareils mécaniques, et en sortit définitivement non guérie.

Les **2** guérisons obtenues, si peu que ce soit, l'ont donc été encore à LA CONSULTATION.

### 9° *Flexions permanentes de la main et des doigts.*

Le Relevé en porte **7** cas, dont **4** *améliorations* et **3** *guérisons complètes.*

Trois sujets ont été admis dans le service. Un en est sorti sans traitement au bout de 11 jours; les deux autres ont été montrés à l'Académie lors de la discussion sur la ténotomie; et d'après le rapport même de la Commission choisie par M. Guérin, ce sont des améliorations très-satisfaisantes, mais qui ne sauraient passer pour des guérisons complètes.

Conséquence directe, que les guérisons n'ont été bien complètes qu'à LA CONSULTATION.

### 10° *Luxations congénitales des fémurs.*

Trois sujets traités seulement, selon le Relevé : **1** *insuccès ;*—2 *guérisons complètes.*

Ici la consultation n'a rien à faire; nous avons retrouvé les trois sujets à l'hôpital. L'une, sortie après 153 jours, n'a rien gagné; cela est exact. Une autre a fait un séjour de 2 ans et demi; elle est en province, et nous ignorons quel est son état. Quant à la troisième, elle a d'abord été traitée **18** mois chez sa mère, par M. Guérin; entrée ensuite dans le service orthopédique, elle y est restée plus de **3** ans et demi; en sorte que le traitement a duré plus de **5** ans. Or, elle a été revue; elle ne peut pas faire cent pas sans soutien; encore la marche est-elle des plus irrégulières.

M. Guérin a cependant répondu quelque chose.—« Des deux luxations, dit-il, l'une a été et reste complétement réduite; l'autre a été convertie en une articulation fixée au niveau de la cavité cotyloïde normale, qui n'existait plus qu'à l'état rudimentaire. Mais cette jeune fille est encore atteinte d'une atrophie des membres inférieurs, et surtout d'une déviation du genou droit en dedans considérable, avec relâchement considérable des muscles et des ligaments. Cette circonstance seule explique très-bien la difficulté et l'irrégularité de la marche (1). »

En bon français, par une cause ou par un autre, la malade ne peut pas marcher; mais la guérison n'en est pas moins *complète!*

### 11° *Difformités de la hanche sans luxation.*

Le Relevé en cite **38** cas, dont **10** *guérisons complètes ;*—22 *améliorations ;*—6 cas *sans amélioration.*

Sous ce titre singulier sont probablement comprises des coxalgies à divers degrés. Trois jeunes filles de cette catégorie avaient été reçues dans le service; mais l'une ayant succombé à un abcès par congestion, M. Guérin nous a averti lui-même qu'elle

---

(1) *Mémoire à consulter,* page 89.

devait être rangée sous ce dernier chef. Il en restera donc deux, dont l'une marche avec un talon relevé, et compte probablement parmi les améliorations; l'autre n'est restée que 19 jours et n'est améliorée d'aucune manière.

Encore 10 guérisons complètes, et 21 améliorations obtenues à LA CONSULTATION.

### 12° *Difformités des genoux.*

Le Relevé en compte 139 cas, savoir : 53 *guérisons complètes;* — 72 *améliorations;* —9 *insuccès;*—5 *morts.*

Cette dénomination un peu vague, comprend au moins des déviations du genou en dedans et des flexions forcées; car nous avons retrouvé des exemples des unes et des autres. Le nombre des sujets entrés à l'hôpital est de 18; sur lesquels il y a eu 4 morts. Des 14 autres, 3 n'étaient restés que 13 à 21 jours à l'hôpital; temps insuffisant. Enfin, sur les 11 derniers, nous en avons retrouvé 6, dont 2 dans le même état, et 4 avec des améliorations, mais bien loin de la guérison complète.

Ainsi, les 53 guérisons complètes et les 68 améliorations restantes ont été derechef obtenues à LA CONSULTATION.

### 13° *Pieds-bots.*

Selon le Relevé, 123 pieds-bots ont été traités; sur lesquels on compte 61 *guérisons complètes;*—49 *améliorations;*—6 cas *sans amélioration;*—7 *morts.*

L'hôpital, selon nos chiffres, en a reçu 18, dont un y est mort; nous en avons retrouvé 7 autres, parmi lesquels 2 complétement guéris, 1 qui est mort depuis et que les parents ont aussi déclaré guéri; enfin 4 qui ne le sont pas et que l'on rangera si l'on veut parmi les améliorations. En admettant la même proportion chez ceux que nous n'avons pu retrouver, il reste encore 54 guérisons complètes et 40 améliorations obtenues à LA CONSULTATION.

### 14° *Flexion permanente des orteils.*

Cas unique, guérison complète, qui revient de même à LA CONSULTATION.

### 15° *Abcès froids.*

Le Relevé rend compte de 13 traitements, qui ont donné 7 *guérisons complètes;*— 4 *améliorations;*—2 *morts.*

Il ne paraît pas qu'on en ait reçu dans le service. En conséquence, ces 7 guérisons complètes appartiennent encore à LA CONSULTATION.

### 16° *Abcès par congestion.*

Onze cas, selon le Relevé, sur lesquels 5 *morts;*—2 *améliorations;*—4 *guérisons complètes.*

M. Guérin nous a appris qu'un de ces cas au moins a été traité dans le service. La malade est morte. Quant aux guérisons complètes, obtenues encore et toujours à LA CONSULTATION.

### 17° *Epanchements articulaires.*

Le Relevé en cite 11 cas, dont 8 *guérisons complètes* et 3 *améliorations.*

Nous n'en avons point trouvé à l'hôpital. Guérisons ou améliorations ont donc été obtenues, comme de coutume, à LA CONSULTATION.

Les améliorations demandent ici une remarque spéciale. M. Velpeau a reçu à la Charité deux des sujets traités par M. Guérin, et si bien améliorés qu'à l'un d'eux il fallut amputer la cuisse (1). Nous supposons du moins que ce dernier ne comptait pas parmi les guérisons complètes.

---

(1) *Bulletin de l'Académie de médecine,* tome X, page 238.

Nous voilà arrivé au terme; car l'opération de la hernie ombilicale ayant assez mal réussi, M. Guérin a eu la discrétion de n'en point parler; et quant aux sujets atteints de contractures générales avec paralysie, il en sera question dans le Mémoire suivant.

Ainsi, dans cette consultation si justement célèbre, sur 652 traitements, on a obtenu plus de 350 *guérisons complètes*, tandis que, dans ce malheureux service d'hôpital, il n'a été possible d'en constater que trois sur soixante-dix sujets. Et quelles guérisons encore! Deux pieds-bots! un torticolis! tandis qu'à la consultation étaient réservées les *excurvations tuberculeuses*, les *difformités rachitiques du thorax et des membres*, les *cals vicieux*, les *épanchements articulaires*, les *abcès par congestion!*

En résumé, l'on avait annoncé à l'Académie que l'on réservait les cas les plus graves pour l'hôpital, les plus légers pour la consultation; le lecteur sait maintenant, ou plutôt il lui est difficile de savoir à quoi s'en tenir. D'un autre côté, on nous avait prédit qu'en poursuivant cette Enquête, nous aurions *la confusion de trouver ces guérisons introuvables;* et elles sont restées tout aussi introuvables qu'auparavant.

A la vérité, M. Guérin a une autre réponse toute prête: le doute, l'incrédulité, la malveillance empêchent, dit-il, de reconnaître ces guérisons; pour les bien voir, il faut apporter une certaine dose de bienveillance et de foi. Argument sans réplique, mais qui, par malheur, a été quelque peu usé au service d'une autre cause; on sait en effet que le doute et la malveillance sont également un obstacle invincible à la manifestation des miracles des magnétiseurs.

Insisterons-nous maintenant sur les explications étranges que M. Guérin a données de quelques-unes de ces étranges guérisons? Parlerons-nous de ces *cals vicieux* qui n'étaient pas des cals vicieux; de ces dénominations d'*excurvations tuberculeuses* sous lesquelles il entendait, dit-il, d'*autres difformités;* des idées faciles et complaisantes qu'il se fait du mot même de *guérison?* Nous n'ajouterions rien à ce qui en a été dit par M. Velpeau, et il faut lire, dans le *Bulletin de l'Académie royale de médecine,* l'argumentation si pressante de notre habile et éloquent rapporteur.

Pour nous, que rappellent d'autres travaux plus importants, sans regretter nos efforts, et satisfait du bien qu'ils ont pu produire, il nous tardait pourtant de sortir de cette lutte dans laquelle nous ne nous sommes jeté qu'à contre-cœur; à une dernière provocation nous adressons aujourd'hui notre dernière réponse:

*Hìc cestus pugnamque repono.*


FIN DE LA PRÉFACE.

# SUR L'ABUS ET LE DANGER

## DES

# SECTIONS TENDINEUSES ET MUSCULAIRES

## DANS

## LE TRAITEMENT DE CERTAINES DIFFORMITÉS (1) ;

## Par M. MALGAIGNE.

En médecine comme en chirurgie, mais en chirurgie plus encore qu'en médecine, ce qui distingue le vrai praticien, ce qui fait la gloire et la moralité de l'art, ce n'est pas seulement de savoir ce qu'il faut faire, mais encore et surtout de savoir ce qu'il ne faut pas faire. L'inaction a sans doute quelquefois ses dangers, mais bien moins fréquents et surtout bien moins graves que ceux de l'action désordonnée, aveugle, sans principes et sans frein.

Dans un travail qui n'a pas manqué de retentissement, en exposant les premiers résultats de notre enquête sur *quelques illusions orthopédiques*, nous avions donné l'histoire d'une paralysie du pied traitée par la section du tendon d'Achille ; et quelles qu'eussent été nos impressions, nous nous étions borné à cette réflexion assurément fort bénigne : *s'il s'agissait ici d'une question de thérapeutique, nous aurions bien quelque chose à dire de cette section du tendon pour une paralysie.* Depuis lors l'occasion de traiter cette question ne s'était pas présentée ; mais elle vient de nous être offerte par la *Gazette médicale*, d'une façon tout inopinée et qui veut que l'on s'y arrête.

Voici ce qu'on lisait dans un des derniers feuilletons de ce journal :

« Un chirurgien a à traiter un pied difforme, où *tous les muscles, moins deux ou trois*, sont paralysés. Ceux qui ne sont point paralysés sont rétractés, et ils entraînent le pied dans le sens de leur action. Cependant, si on ne peut guérir la paralysie avec la ténotomie, *on peut et on doit* corriger la direction vicieuse du pied, en divisant les tendons qui la commandent et l'entretiennent. *Cela est fait.* Un docteur en critique intervient, et il déchaîne ses foudres contre l'opérateur et contre l'opération, sous le prétexte qu'on n'a jamais vu

---

(1) Un extrait de ce mémoire a été adressé à l'Académie royale des sciences, le 5 février 1844.

traiter la paralysie des muscles par la section des tendons. On lui fait remarquer qu'il y a souvent dans le même membre des muscles rétractés et des muscles paralysés ; que les uns peuvent être divisés alors qu'on se borne à réveiller l'action des autres ; *on lui apprend tout cela*, et on justifie cette réponse : *Ne sutor ultrà crepidam.* Qu'importe, il persiste ; il en sait infiniment plus qu'Appelles. »

Il ne faut pas faire trop attention à ce style étrange, à ce ton de mauvaise humeur dans lequel se complaît le rédacteur orthopédique de la *Gazette médicale*, et qui ne peut blesser tout au plus que le goût de ses lecteurs. Mais ce qui est autrement grave, et ce qui entraînerait des conséquences bien plus fâcheuses, c'est la doctrine qu'il essaie enfin de formuler après l'avoir mise en pratique, et c'est là surtout ce qu'il importe d'examiner.

Suivant cette doctrine, lorsque dans un membre il y a des muscles paralysés et d'autres qui ne le sont point, on peut et l'on doit diviser ceux-ci, dans le but de corriger la direction vicieuse du membre. Pourquoi les coupe-t-on? Parce qu'ils sont rétractés et qu'ils entraînent le membre dans le sens de leur action. Et l'on ajoute que *cela a été fait*, ce qui s'entend sans nul doute du succès obtenu ; et cette affirmation a plus particulièrement pour objet le fait du pied paralytique que nous mentionnions tout à l'heure.

Un premier point à éclaircir ici est de savoir ce que l'auteur entend par des muscles *rétractés.* S'agit-il de la rétraction physiologique pure et simple, qui se rencontre dans tous les muscles sains opposés à des muscles paralysés? On serait tenté de le croire d'après le texte rapporté plus haut ; et il est très-certain que, dans le pied paralytique en question, on a coupé le tendon d'Achille pour la simple rétraction physiologique de ses muscles. Dans ce sens, la nouvelle doctrine est tellement en opposition avec les notions les plus positives de la chirurgie et du sens commun, qu'il est véritablement superflu de la combattre. Jamais un muscle, agissant par sa seule rétraction physiologique, ne s'opposera à ce que le pied soit ramené dans la direction naturelle par l'effort de la main, par l'application d'une bottine. Et si vous procédez à sa section, qu'en espérez-vous donc? Ou bien la réunion se fera, le muscle reprendra plus ou moins de sa force, et se trouvera toujours assez puissant pour dévier le pied paralysé ; ou bien l'action sera perdue, et au lieu d'une paralysie partielle, on aura procuré une paralysie complète. Est-ce là un résultat à rechercher?

Mais le deuxième point à éclaircir, c'est le succès obtenu. *Cela a été fait*, dit le texte, ce qui présente aussi deux sens. Si l'on a voulu dire que la section avait été faite en dépit des contre-indications, le mot est juste, cela a été fait. Mais si, comme le bon sens porterait à le croire, cela signifie que le succès a suivi l'opération, alors, non : *cela n'a pas été fait;* et sans plus de discours nous remettrons le fait sous les yeux de nos lecteurs.

Obs. I.—*Paralysie du pied simulant le pied-bot ; section du tendon d'Achille ; nullité du résultat.*

Eugénie Briard, âgée de 6 ans, demeurant rue de l'Ecole-de-Médecine, 37 ; entrée le 51 août 1842 dans le service orthopédique de l'hôpital des Enfants, sortie le 29 septembre.

Née avec une très-belle conformation, elle eut à 2 ans des convulsions à la suite desquelles la jambe gauche demeura paralysée. Peu à peu la jambe parvint à se fléchir et à s'étendre ; mais le pied pendait sans force et sans mouvement ; M. Bouvier, consulté, reconnut la paralysie, prescrivit une bottine à ressort pour assujettir le pied dans une position normale, et pour le reste s'en remit au temps et à la nature. Après 5 ans, la paralysie avait bien peu diminué ; le pied pendait en bas et se déviait en dehors ; on la porta à M. Guérin qui écrivit sur la pancarte, *pied-bot valgus ;* et qui, au dire de la mère, lui coupa le tendon d'Achille. A sa sortie, il la munit d'une bottine que la mère paya 20 francs , et lui promit que l'enfant guérirait de son pied-bot, mais non peut-être de sa paralysie. Au moment où nous écrivons (août 1843), le pied est dans le même état qu'avant le traitement ; la démarche est extraordinairement vacillante ; le rachis commence à se dévier ; la jambe est raccourcie d'un centimètre, le pied d'autant ; le mollet a 5 millimètres de moins que celui du côté sain. »

Voilà donc un tendon d'Achille coupé pour une simple rétraction physiologique ; les muscles ne faisaient nul obstacle au redressement du pied, puisque M. Bouvier avant l'opération l'avait mis dans une bottine ; puisqu'après l'opération, l'état étant demeuré le même au dire de la mère, le moindre effort suffisait pour le diriger dans tous les sens. Quant au succès, chacun peut l'estimer à sa juste valeur.

Je dis donc, et je pose comme un principe strict et sans exception, qu'il est irrationnel de couper les muscles sains dans les membres à demi paralysés ; et ce qui a été fait à cet égard est assez significatif pour que nul chirurgien ne soit tenté de le refaire.

Voyons maintenant si la doctrine est mieux fondée dans les cas de rétraction pathologique ou de contracture. A cet égard il faut distinguer :

Que la contracture des muscles du mollet, par exemple, relève invinciblement le talon d'un pied d'ailleurs paralysé, de telle sorte que la marche en soit empêchée, le pied ne pouvant se loger aisément dans une bottine ordinaire, la section pourra être permise. Et pourquoi? C'est qu'il n'est pas d'autre moyen de ramener le pied à sa direction ; c'est que le redressement du pied rendra la marche plus facile. Le pied sera paralysé, soit ; il vaudra mieux ainsi qu'auparavant.

Montez au genou ; les muscles rotuliens sont paralysés, les fléchisseurs contracturés ; il faut au malade une béquille ou une jambe de bois. Alors si le redressement l'exige, vous pouvez couper sans crainte ; le genou restera paralysé, mais vous l'immobiliserez à l'aide d'une gouttière ; le malade marchera comme s'il avait une ankylose, ce qui vaut infiniment mieux qu'une jambe de bois. Voilà ce qu'enseigne et ce que permet une saine chirurgie ; et quand on a en vue un bénéfice certain, sans aucune chance de perte, toute opération est bonne et rationnelle.

Mais remarquez bien cette condition, c'est qu'il y ait certitude d'un bénéfice ; et si par exemple tous les muscles de la cuisse sont paralysés, si le malade est incapable de se soutenir, encore plus incapable de se mouvoir, à quoi tendent vos opérations? Que lui importe, s'il ne doit jamais se servir de son membre, de l'avoir fléchi ou redressé? Bien plus, il est de ces malheureux paralytiques pour qui les jambes valent mieux fléchies qu'étendues ; le cul-de-jatte qui se meut sur son écuelle serait fort embarrassé si quelque orthopédiste lui redressait ses membres si bien fléchis. Opérer dans les cas de ce genre, opérer sans aucune chance de servir, et au contraire avec toute sorte de chance de nuire, voilà où tend la doctrine que nous voulons combattre, voilà ce qu'elle a déjà fait, non pas une fois, mais plusieurs, et malgré des revers qu'elle cachait avec soin ; et il importe donc de mettre ces revers dans tout leur jour, afin qu'il ne s'en produise pas davantage.

Je parlais tout à l'heure de simples culs-de-jatte : on conçoit que si la paralysie est plus étendue encore, si elle a envahi les bras et les mains, l'opération sera encore bien plus frappée d'inutilité, et ses résultats bien autrement tristes pour les malades. Or, c'est précisément dans deux cas de ce genre que de nombreuses sections musculaires et tendineuses ont été pratiquées ; tout le monde savant en a retenti, et jusqu'au monde politique ; avec cette seule restriction que les opérations étaient hautement annoncées comme une merveille, et que le plus complet silence était gardé sur les vrais résultats.

La première annonce de ce genre fut adressée à l'Académie royale des sciences, le 20 janvier 1840 ; il s'agissait de la section en une seule séance de 13 muscles ou tendons.

« J'ai fait il y a trois semaines, disait l'auteur, à l'hôpital des Enfants, chez une jeune fille de 14 ans, la section des muscles biceps, demi-tendineux, demi-membraneux et droit interne, pour deux luxations incomplètes des genoux, produites par la rétraction primitive de ces muscles ; il y avait des deux côtés subluxation des tibias en arrière sur les condyles du fémur, rotation de la jambe d'un quart de cercle en dehors, et inclinaison en dehors de cette dernière sur le fémur, de 60 degrés environ. La rotation en dehors, l'inclinaison latérale, et le glissement en arrière des tibias, ont pu dès le lendemain de l'opération être ramenés à la simple flexion normale de la jambe sur la cuisse ; et depuis cette époque, il ne reste des deux difformités qu'un certain degré de flexion permanente de l'articulation. »

L'observation ainsi présentée ne donnait-elle pas l'assurance d'un merveilleux succès ? Cependant la jeune fille en question, après être encore restée plus de cinq mois dans le service, avoir subi diverses autres sections qui en portaient le nombre total à 19, était tristement renvoyée à la Salpêtrière, beaucoup plus infirme qu'elle n'en était sortie. Voici son histoire, continuée jusqu'au 1er novembre 1843.

Obs. II.—*Paralysie avec contracture étendue à tous les membres ; 19 sections de tendons ; état pire qu'auparavant.*

Eugénie Wilson, née le 24 juillet 1825, entrée dans le service orthopédique le 6 septembre 1839, sortie le 29 juin 1840, aujourd'hui à la Salpêtrière, section Saint-Charles.

Dans son enfance, elle avait eu plusieurs attaques de convulsions externes. A l'âge de 7 ans elle fut prise de ce qu'elle nomme des *convulsions internes,* qui durèrent 24 heures, et elle resta particulièrement 12 heures sans pouvoir parler. C'est de cette époque que datent les contractures et la paralysie dont elle est encore affligée aujourd'hui. Vers l'âge de 10 ans, elle fut conduite à l'hôpital des Enfants pour être traitée de cette paralysie ; on lui appliqua à la région cervicale 8 ventouses scarifiées et ensuite 8 moxas, le tout en vain, et elle sortit comme elle était entrée. Du reste, elle n'a jamais été autrement malade ; et l'intelligence est nette et entière.

Pour la faire admettre plus sûrement à la Salpêtrière, on l'avait envoyée parmi les aliénées. Ce fut là que M. Mitivier la trouva ; touché de son état, il l'adressa à M. Guérin. Celui-ci la reçut, comme il a été dit, le 6 septembre 1839 ; il lui pratiqua le 20 décembre, non pas 13, mais 14 sections au dire de la malade ; puis 5 autres plus tard. Elle eut, dit-elle, quelques jours de fièvre à la suite de la première séance opératoire ; mais les deux autres séances furent parfaitement supportées.

Quel était donc son état et pourquoi toutes ces opérations ?

Elle offrait des difformités au tronc et aux quatre membres.

1º *Tronc.*—Au tronc il y avait et il y a encore une déviation latérale du rachis, avec saillie de l'épaule gauche ; on n'y a pas touché ; je la note seulement parce que, ayant cherché des indices de rétraction musculaire dans les gouttières vertébrales, je n'en ai pas trouvé la moindre trace.

2º *Membres inférieurs.*—Les membres inférieurs sont presque entièrement paralysés ; depuis l'âge de 11 ans elle a tout à fait cessé de marcher ; il faut la lever, la coucher, la porter comme un cul-de-jatte. La cuisse droite est fléchie sur le bassin à angle de 150° ;

l'extension est impossible de toute manière ; la flexion volontaire impossible , et extrèmement bornée même quand on cherche à l'opérer. L'adduction et l'abduction se font à l'aide d'une force extérieure ; mais la volonté y peut à peine quelque chose.

La jambe est à demi luxée en arrière sur la cuisse, et de plus dans une légère abduction et dans la rotation en dehors. Elle est fléchie à angle droit, sans pouvoir être étendue en aucune manière ; mais elle peut se fléchir au point de mettre le mollet en contact avec la cuisse.

Le pied représente une variété de l'équin en dehors. Il a conservé quelques mouvements fort peu étendus. On peut avec la main, sans effort, le ramener presque à l'angle droit sur la jambe ; les tendons des péroniers et le tendon d'Achille opposant une très-faible résistance.

La cuisse gauche est aussi légèrement fléchie sur le bassin , et ne jouit que d'une abduction et d'une adduction plus faibles encore que la droite. La jambe est fléchie sur la cuisse, dans la rotation en dehors, et dans une abduction très-marquée. Le genou est donc plus saillant en dedans que celui du côté droit ; mais la subluxation du tibia est moindre. Le mouvement de flexion est très-borné.

Le pied gauche déformé en équin varus est presque absolument paralysé ; à peine y a-t-il un mouvement sensible des orteils. -

Ajoutez que ces deux pieds sont rouges, gonflés ; que la malade a continuellement froid aux deux jambes, et que le pied gauche en particulier est d'un froid de glace.

Si l'on compare cette description avec celle de M. Guérin, on n'y trouvera pas de différence bien sensible. La subluxation, la rotation en dehors, l'abduction de la jambe qu'il se flattait d'avoir corrigées, existent encore aujourd'hui sur les deux membres ; déjà, deux ans et demi avant nous, M. Phillips les avait à peu près retrouvées aussi marquées ; de telle sorte qu'à cet égard l'opération a été tout au moins inutile. Mais elle a eu d'autres suites plus fâcheuses ; avant l'opération, la malade ne souffrait jamais des membres inférieurs ; aujourd'hui, toutes les fois que le temps se refroidit ou veut changer, elle ressent dans les pieds et les genoux, vers les points traversés par l'instrument, des douleurs vives et telles qu'il lui semble, dit-elle, qu'on l'opère de nouveau.

Ces résultats ont été obtenus moyennant 16 sections. Nous savons déjà qu'il y en a eu 4 au genou droit et 4 au genou gauche ; mais, dans la deuxième séance, il a été pratiqué au genou droit 2 sections nouvelles. Total, 10. Le pied droit a eu pour sa part 4 sections, le pied gauche 2 ; en tout 16 pour les membres inférieurs.

3° *Membres supérieurs.* — Le bras droit a tous ses mouvements libres , il en est de même de l'avant-bras ; mais la main est fortement gênée. Comme ici les suites ont été plus tristes, la malade a eu le temps de comparer son ancien et son nouvel état pour en faire une description très-minutieuse ; voici dans quel état elle était avant l'opération.

La main se présentait dans une abduction forcée, un peu fléchie en arrière, conservant un mouvement très-borné de flexion et d'extension sur le poignet. Le pouce était droit, sans aucun mouvement ; les quatre autres doigts à demi fléchis étaient presque entièrement immobiles ; seulement, déjà quasi-collés les uns contre les autres, ils pouvaient se rapprocher encore un peu, mais d'un mouvement presque imperceptible. Le médius seul avait conservé un petit mouvement de flexion qui lui permettait de se porter vers le pouce ; la jeune fille tenait donc son aiguille entre ces deux doigts avec assez de force pour l'implanter dans le linge, puis la reprendre et la tirer de l'autre côté ; si le linge était dur, elle poussait l'aiguille avec les doigts, et si cela ne suffisait pas, elle la retirait avec les dents. Moyennant toutes ces ressources, elle pouvait s'occuper à la couture toute la journée sans se fatiguer ; à l'exception de certains jours, où, soit à cause de peines morales, soit qu'elle fût prise de maux de nerfs, elle ne pouvait s'adonner au travail.

Lorsque M. Guérin eut guéri les deux membres inférieurs, ainsi qu'on vient de le voir, il se mit donc en devoir de guérir aussi les autres ; et commençant par cette main, il fit trois sections tendineuses à travers deux piqûres qui se voient encore près de la *tabatière*. Ces trois sections n'ont point causé d'accidents, n'ont point laissé de douleurs à leur suite ; et ont ramené la main à l'extension directe sur l'avant-bras. Mais d'un autre côté, les mouvements déjà si faibles ont encore diminué ; le médius ne se rapproche plus du pouce ; en conséquence la malade ne peut plus tenir son aiguille qu'entre le médius et l'annulaire, ou entre le pouce et l'index ; mais, dans l'un et l'autre cas, avec si peu de force que le moindre choc la fait tomber. Pour coudre, elle porte la pointe de l'aiguille sur le linge, la pousse avec le poignet, la tire avec les dents, puis la reprend de la même manière. On conçoit tout ce qu'une pareille manœuvre a de pénible ; aussi la malade est fatiguée et obligée de s'arrêter après quelques minutes.

Quant au bras gauche, l'avant-bras est fléchi à angle droit et en demi-pronation, la main étendue, absolument paralysée du mouvement ainsi que les doigts. M. Guérin voulait aussi opérer de ce côté ; mais la malade s'y est refusée.

En revenant sur les points essentiels de cette observation, on voit qu'elle se rattache directement à la première en ce que dans toutes deux on a opposé la ténotomie à des difformités entretenues par la paralysie. Mais ici le champ de l'expérimentation a été plus étendu ; on s'est attaqué aux pieds, aux genoux, à la main.

Quant aux pieds, on n'a rien gagné, on ne pouvait rien gagner ; l'opération a été inutile et nuisible.

Quant aux genoux, on n'a rien gagné, on ne pouvait rien gagner ; l'opération a été inutile et nuisible.

Et quant à la main, le résultat a été plus défavorable encore, puisque des mouvements précieux ont été amoindris et perdus.

Maintenant, que l'on ait annoncé en pleine Académie des sciences, que des difformités des genoux il ne restait qu'un certain degré de flexion permanente, tandis que nous avons constaté le contraire ; cela prouve seulement une grande facilité à se persuader ce que l'on désire, à moins qu'on n'aime mieux dire que le bénéfice obtenu n'a pas pu être conservé. Mais cela est peu de chose : ce qui doit par-dessus tout être hautement signalé, c'est le danger d'une doctrine qui recommande, qui prescrit des opérations de ce genre. Car lors même que par hasard on aurait corrigé la subluxation, la torsion et l'abduction de la jambe, quel profit la malade en aurait-elle retiré ? Etait-ce bien la peine, pour donner une forme un peu meilleure à des membres impotents et paralytiques, de la tenir neuf mois à l'hôpital, et de lui faire subir 19 sections de tendons ? Si ces opérations avaient un but, qu'on nous le dise ; mais si ce but ne peut être assigné, ou si, ayant été poursuivi, il a été manqué, qu'on cesse de préconiser des essais que repousse la saine chirurgie.

On peut cependant, jusqu'à un certain point, comprendre et peut-être excuser ces tristes tentatives, en considérant qu'elles étaient nouvelles, que l'auteur avait à démontrer les avantages d'une méthode opératoire dont il revendiquait la découverte ; et qu'il était bien séduisant de pouvoir dire le premier au monde qu'on avait coupé en une fois 13 muscles ou tendons sans accidents immédiats. Mais après un revers aussi éclatant, peut-être le ténotome aurait-il dû se montrer plus réservé, et l'on n'aurait pas dû s'attendre à voir de nouveaux essais dépasser encore les premiers.

C'était donc le 29 juin 1840 qu'Eugénie Wilson était renvoyée du service orthopédique; deux mois plus tard, le 25 août, un jeune homme de 22 ans subissait à la Muette 42 sections de tendons, de muscles ou de ligaments; et six jours après l'annonce en était portée à l'Institut dans les termes qu'on va lire.

« Le 25 de ce mois, à cinq heures du soir, j'ai fait, sans désemparer, sur un jeune homme de 22 ans, la section sous-cutanée de 42 muscles, tendons ou ligaments, pour remédier à une série de difformités articulaires du tronc et des membres, causées par la rétraction active de ces muscles et ligaments. Cette série d'opérations a exigé 28 ouvertures à la peau. Les muscles, tendons et ligaments divisés sont les suivants:

| | | |
|---|---|---|
| Au tronc......... | Le grand pectoral................................................ | 1 |
| | Les deux biceps brachiaux....................................... | 2 |
| | Les ronds pronateurs............................................ | 2 |
| Aux coudes....... | Les deux radiaux antérieurs..................................... | 2 |
| | Les deux fléchisseurs communs superficiels..................... | 2 |
| | Les deux petits palmaires....................................... | 2 |
| | Les tendons isolés des deux cubitaux antérieurs........ | 2 |
| Aux avant-bras... | Ceux des grands et petits palmaires...................... | 4 |
| | Ceux des grands abducteurs du pouce............... | 2 |
| | Les deux couturiers............................... | 2 |
| | Les deux biceps cruraux........................... | 2 |
| | Les deux demi-membraneux........................ | 2 |
| Aux deux genoux.. | Les deux demi-tendineux........................... | 2 |
| | Les deux droits internes.......................... | 2 |
| | Fascia lata....................................... | 1 |
| | Ligaments latéraux externes...................... | 2 |
| | Les deux tendons d'Achille........................ | 2 |
| | Les deux jambiers antérieurs...................... | 2 |
| Aux deux pieds ... | Les deux extenseurs communs..................... | 2 |
| | Les deux extenseurs propres du gros orteil........... | 2 |
| | Les deux péroniers antérieurs..................... | 2 |

42

« Voici les résultats immédiats de ces opérations :

« L'opéré n'a éprouvé qu'une douleur et une fatigue médiocres; il n'a proféré aucune plainte pendant les opérations, et celles-ci ont duré une heure. Une heure après, il s'est endormi d'un sommeil calme. La nuit et le jour suivant ont été très-tranquilles. Aucun accident inflammatoire n'est survenu, et le 3e jour, les 28 plaies étaient complétement cicatrisées. Aujourd'hui, 5e jour de ces opérations, les points de la peau qui ont été divisés sont débarrassés de toute espèce d'applications, et on distingue à peine les traces des cicatrices. »

Puis venaient les noms des médecins qui avaient été les témoins de ces opérations; et revenant à ses procédés opératoires et aux difformités qui en avaient été l'objet, l'auteur ajoutait :

« Je me propose de faire connaître les uns et les autres en communiquant en temps opportun à l'Académie le résultat définitif de ces opérations. »

En présence de semblables témérités produites au grand jour avec une confiance inouïe, il faut le dire, non sans regret, la presse médicale manqua à sa mission. Elle aurait dû s'enquérir si ces opérations multipliées outré mesure avaient été nécessaires ou même fondées sur quelque apparence d'utilité; il eût fallu demander pour quel ensemble de difformités l'on avait ainsi taillé cet homme aux quatre membres; pourquoi l'on n'avait pas du moins échelonné les sections, de façon à n'en pratiquer à la fois que le nombre strictement indispensable ; et, enfin, c'était pour elle un droit et un devoir d'exiger qu'on lui rendît compte des suites ainsi qu'on l'avait promis.

Elle se tut, soit par dédain, soit par toute autre cause ; peut-être attendait-elle les résultats annoncés, et c'est ce qui explique le mieux son silence, car depuis bientôt quatre ans elle en est encore à attendre ces résultats. Il nous a fallu chercher dans la presse politique le peu de renseignements que nous pouvons ajouter ici ; M. Donné, rédacteur du feuilleton scientifique du *Journal des Débats*, avait été l'un des témoins de l'opération ; il avait examiné le malade ; c'est par lui que nous savons que c'était :

« Un pauvre jeune homme de 22 ans, d'une bonne famille, d'une intelligence développée, *perclus de tous ses membres*, et condamné à une misérable existence par suite d'une chute et d'une commotion du système nerveux arrivée dans son enfance, qui avaient mis tous les muscles de ses bras et de ses jambes dans un tel état de contraction que ces quatre membres étaient repliés sur eux-mêmes, accollés au tronc et *dépourvus de tout mouvement.* (*Débats* du 3 septembre 1840). »

On le voit ; il s'agissait d'une paralysie plus complète encore que celle d'Eugénie Wilson, et l'opération pouvait passer à l'avance pour bien plus irrationnelle encore. Après la section des muscles, on s'occupa de redresser les membres ; et le 23 septembre, on annonçait dans *les Débats*, que l'état du malade était *très-satisfaisant, tant sous le rapport de l'absence de tout accident que par les progrès rapides et remarquables qui s'étaient déjà opérés vers la guérison de sa déplorable infirmité.* On promettait d'ailleurs de faire connaître le résultat définitif.

Plusieurs mois se passèrent ; la *Gazette médicale* restait muette ; le *Journal des Débats* revenant sur ces opérations fit entendre alors un langage plus sévère :

« Quant au résultat final, disait-il, nous ne le jugeons pas encore, nous n'avons pas d'opinion positive à cet égard, et il faut du temps pour apprécier leur valeur réelle, leurs avantages définitifs ; nous y reviendrons un jour (6 janvier 1841). »

Nouvelle promesse, qui devait être aussi vaine que les précédentes. Mais hâtons-nous de déclarer que la faute n'en saurait être imputée à M. Donné ; que ce loyal et consciencieux écrivain fit ce qu'il put pour arriver à la connaissance des résultats qu'il avait promis au public ; il invita à plusieurs reprises M. Guérin à représenter son malade à l'Académie, toujours en vain ; et il nous a autorisé lui-même à répéter ce qu'il a bien voulu nous dire à cet égard.

Du reste, ce que le raisonnement faisait prévoir sur la valeur des résultats, l'expérience est venue malheureusement le confirmer ; un chirurgien se laissa égarer par l'exemple, mais du moins s'empressa-t-il de confesser son erreur, et d'apprendre à ses confrères ce qu'il lui en avait coûté, afin que personne autre ne fût assez imprudent pour l'imiter.

« Cette opération, dit-il, venait d'être publiée à l'Académie des sciences ; elle avait donc par ce moyen acquis de la valeur et l'on pouvait la répéter sans pour cela montrer trop de témérité. J'eus bientôt l'occasion de l'exécuter ; mais le résultat ne donna pas tout ce que l'on était en droit d'espérer de l'annonce de M. Guérin. Comme il s'est tu sur les suites de son opération, je ne sais s'il a été plus heureux que moi. Voici l'opération que j'ai faite.

Obs. III.—*Contracture générale compliquée de paralysie ; section de 28 muscles ou tendons ; résultats définitifs.*

« Jérigen Son, âgé de 11 ans, de la colonie allemande à Saint-Pétersbourg, eut le choléra à l'âge de deux ans : il fut assez heureux pour échapper à cette désastreuse maladie, mais sa convalescence fut le commencement d'un supplice qui paraît ne devoir finir qu'avec la vie. Cet enfant me fut envoyé par un médecin qui me le fit voir comme un phénomène curieux. J'examinai ce sujet avec intérêt ; et, en étudiant successivement les membres, je vis, contractés avec violence, les muscles grands dorsaux, les deux pectoraux, les sus-épineux et les sous-épineux, les deux biceps du bras, les deux ronds pronateurs, les deux grands palmaires, les deux petits palmaires, les fléchisseurs superficiels. Les membres inférieurs étaient déviés par la contraction des muscles droits internes ; les deux biceps, les demi-tendineux et les demi-membraneux fléchissaient la jambe sur la cuisse, et les muscles du mollet tiraient le talon fortement en haut.

« Ce petit être replié sur lui-même, présentait l'aspect le plus misérable. Que l'on se figure une créature chétive, souffrante, étiolée, l'œil éteint et bordé d'un cercle bleu, sans apparence de vie, comme du plomb ; les bras invinciblement liés contre la poitrine, les avant-bras fléchis, sans mouvement sur les bras, les mains en forme de crochet, repliées sur la face interne des avant-bras, tous les doigts cramponnés dans la main, comme ceux des cadavres que l'on retire de l'eau ! Que l'on se figure les cuisses soudées au bassin, les jambes fléchies en angle aigu sur les cuisses, et les pieds presque renversés sur les jambes ! Que l'on se figure un être aussi misérable, et l'on sentira en soi-même qu'il était permis d'*oser* pour chercher à le soulager.

« Je fus encouragé à pratiquer cette opération par son excellence M. Arendt, qui avait vu M. Guérin couper les tendons dont je viens de parler. Tous ces muscles et ces tendons nommés plus haut furent divisés ; cette créature rabougrie fut allongée, mais aucun mouvement ne fut rétabli (1). »

Cette dernière phrase est un peu concise, et bien qu'elle dise tout ce qu'il faut dire pour quiconque la voudra méditer, il importe de lui donner ici toute sa signification réelle ; nous ne dirons rien d'ailleurs que nous ne tenions de M. Phillips lui-même. Eh bien, cette créature *misérable, rabougrie*, comme il la peint si énergiquement, avait encore au moins quelques mouvements profitables ; ce corps malheureux replié en boule, pouvait, en vertu même de cette triste forme, s'incliner à droite, à gauche, en avant, en arrière, comme ces poussahs de plâtre destinés à l'amusement des enfants ; et si les membres supérieurs collés à la poitrine ne pouvaient s'élever vers la bouche, la tête en s'inclinant en rapprochait la bouche, devenue le principal organe de la préhension. Mais quand tous les membres eurent été allongés, tous ces avantages furent perdus ; les bras collés le long du tronc ne servaient plus à rien ; le corps immobile dans sa longueur comme une barre d'acier, ne pouvait se retourner ni s'incliner d'aucun côté ; la tête seule restait mobile et vivante sur ce tronc réduit presque à l'état de cadavre : position affreuse et devant laquelle l'imagination n'ose s'arrêter.

Depuis le 1er août 1839 jusqu'au 1er juillet 1843, il est entré dans le service orthopédique de l'hôpital des Enfants six sujets atteints de paralysie plus ou moins complète. Quatre paraissent avoir été générales ; de ces quatre sujets, l'une est Eugénie Wilson dont nous avons raconté l'histoire ; une seconde n'est restée dans le service que 6 jours ; les deux autres sont mortes à l'hôpital, et autant qu'il paraît avant d'avoir subi aucune opération. Des deux cas de paralysie incomplète, l'un se rapporte à Eugénie Briard, l'autre à une enfant notée comme atteinte à la fois de pied-bot et de paraplégie ; il m'a été impossible de la retrouver.

En y joignant le malade aux 42 sections et l'opéré de M. Phillips, vous aurez la liste

___

(1) Ch. Phillips, *De la ténotomie sous-cutanée*, in 8°, 1841, pag. 18.

complète de tous les sujets sur lesquels a été appliquée la doctrine de la *Gazette médicale ;* et elle se trouvera naturellement jugée par les fruits qu'elle a déjà portés.

# NOTE ADDITIONNELLE.

## Résultats définitifs de la section de quarante-deux muscles *ou tendons sur le même sujet.*

Il est bien difficile, de nos jours, avec le mouvement incessant de la presse, qu'il demeure rien de caché de ce que l'art et la science ont intérêt à savoir. Nous avions adressé à l'Académie des sciences une lettre sur les résultats fournis par certaines opérations hasardeuses qu'on lui avait d'abord annoncées à grand bruit, et dont on s'était bien gardé de publier les suites; mais il restait un malade dont personne n'avait ouï parler; M. Guérin, qui crut devoir répondre à l'Académie, avait omis précieusement de s'engager sur ce terrain; et il pouvait bien paraître impossible de jamais compléter cette histoire. Mais la publication de nos recherches dans le *Journal de Chirurgie* nous a valu enfin ces renseignements cachés avec tant de soin. Un honorable praticien de Dunkerque , M. le docteur Thelu, nous a adressé les lignes suivantes :

« Le jeune homme, âgé de 22 ans, qui a subi, le 25 août 1840, la section de quarante-deux muscles ou tendons (voir ci-devant page 7) est le fils de M. Monnier, négociant de notre ville. Je puis vous en donner des nouvelles toutes fraîches, puisqu'elles vont jusqu'au 15 avril.

« Ce jeune homme avait les doigts des deux mains contractés, comme on les voit chez les peintres atteints de la colique de plomb, ou bien encore chez les sujets frappés d'épilepsie par suite d'excès alcooliques. Les pieds étaient dans une extension forcée, de telle sorte que les talons ne touchaient pas à terre et qu'il marchait sur les orteils. Il était enfin perclus des quatre membres, non pas pourtant à ce point qu'ils fussent *repliés sur eux-mêmes, accolés au tronc et dépourvus de tout mouvement,* ainsi que l'a dit M. Donné. Ainsi il marchait, mais avec l'appui d'un domestique, et encore avec beaucoup de peine, les jambes s'entrecroisant dans la marche ; et quand il voulait se reposer, il s'adossait contre un mur et s'appuyait sur le bras de son domestique. Quand il allait au spectacle avec ses parents, il se plaçait au parquet, toujours appuyé contre la rampe du parterre ; le spectacle fini, il se tenait debout en se soutenant à cette même rampe, afin de laisser sortir les personnes qui se trouvaient sur le même banc; alors le domestique le prenait par-dessous le bras et le conduisait jusque hors de là salle ; arrivés là, il le mettait sur son cheval afin de le reconduire chez lui.

« Aujourd'hui donc il est encore dans le même état qu'avant l'opération, ne pouvant faire un pas sans être soutenu comme auparavant. Seulement les talons touchent le sol ; c'est le *seul bénéfice qu'il ait obtenu d'une opération aussi multiple.* »

# MÉMOIRE

SUR LA

## VALEUR RÉELLE DE L'ORTHOPÉDIE

ET SPÉCIALEMENT

## DE LA MYOTOMIE RACHIDIENNE,

DANS

LE TRAITEMENT DES DÉVIATIONS LATÉRALES DE L'ÉPINE ;

LU A L'ACADÉMIE ROYALE DE MÉDECINE, LE 2 AVRIL 1844.

---

## I.—CONSIDÉRATIONS PRÉLIMINAIRES.

Je viens soumettre au jugement de l'Académie les résultats d'un travail long et pénible, sur l'une des questions les plus litigieuses et les plus importantes de l'art chirurgical. Question déjà soulevée plusieurs fois, plusieurs fois résolue en sens contraires, et sur laquelle les praticiens sont surtout restés partagés, parce que le débat se soutenait plutôt avec des raisonnements qu'avec des faits. La manière même dont l'orthopédie est encore constituée parmi nous semblait défendre en quelque sorte aux faits de se produire ; pour les familles obligées de recourir aux établissements particuliers, la nature de l'affection est un malheur qui réclame le secret le plus impénétrable; l'insuffisance de la cure est un secret plus redoutable encore. Il faut donc avant tout rendre grâce au Conseil général des hôpitaux pour avoir institué un service public consacré au traitement de ces difformités, et nous féliciter ensuite que le médecin chargé de ce service, en publiant ses résultats, ait donné à tous le droit de les vérifier.

Quelques mots sont nécessaires pour rappeler ici l'état de la question. En 1837, lors d'un concours célèbre, l'auteur couronné, qui n'appliquait pas encore la myotomie, annonçait que les déviations du 1er degré *guérissent presque toujours* COMPLÉTEMENT, et que *presque toutes les déviations du deuxième degré sont* COMPLÉTEMENT *curables* (1). Mais, deux

---

(1) *Gazette médicale,* 1837, p. 555, 2ᵉ colonne.

années plus tard, la myotomie étant trouvée, il avait beaucoup modifié ses premières déclarations ; *toutes les personnes*, disait-il, *qui se sont livrées à cette branche de l'art de guérir savent combien les résultats étaient longs et difficiles à obtenir, et combien peu de ces résultats étaient complets.* L'opération nouvelle promettait de changer radicalement cet état des choses ; car l'intrépide orthopédiste écrivait en même temps à l'Académie royale des sciences qu'il avait pratiqué déjà douze fois la myotomie rachidienne, pour des déviations *du 2e et du 3e degré, avec torsion de la colonne et gibbosité proportionnées ;* et pour *toutes*, il avait pu *poursuivre avec un succès constant le traitement par les appareils mécaniques.* Et ces résultats n'étaient pas seulement avantageux pour l'art ; ils devaient servir à décider en outre une question scientifique d'une haute portée, savoir : que *le plus grand nombre des déviations latérales de l'épine sont le produit de la rétraction musculaire active* (1).

L'Académie se souvient des discussions plus d'une fois renouvelées dans son enceinte par M. Bouvier, partisan d'une doctrine tout opposée. M. Bouvier avait même rapporté six observations de jeunes filles traitées sans succès par la myotomie rachidienne ; mais comme nulle opération ne réussit toujours, ce petit nombre d'insuccès, sans démontrer péremptoirement l'inefficacité de la méthode, faisait seulement désirer avec plus d'impatience que l'auteur lui-même publiât l'histoire de ses opérations. Nous n'avons pas eu jusqu'à présent satisfaction complète à cet égard ; les faits sont restés inédits ; mais les résultats de quatre années de pratique ont été formulés par des chiffres qu'il convient de rappeler.

Du 1er août 1839 au 1er juillet 1843, il y avait donc eu de traitées à l'hôpital des Enfants, soit dans le service, soit à la consultation, 57 déviations de l'épine ; je ne parle, bien entendu, que des traitements complets.

Sur ces 57 cas on comptait :

> 24 guérisons complètes,
> 28 améliorations,
> 4 cas sans amélioration,
> 1 mort.

Cela promettait une mine abondante à ceux qui auraient le courage de l'exploiter. Je ne tardai pas à me mettre à l'œuvre ; et, malgré des difficultés de tout genre, je crois avoir poussé mes investigations assez loin pour en faire sortir quelque chose de sérieux.

Le premier point était de retrouver les malades. Plusieurs avaient quitté l'hôpital depuis près de 4 ans ; et, fussent-ils restés dans Paris, il était trop probable qu'on ne pourrait pas toujours en retrouver la trace. D'autres étaient venus des départements et y étaient retournés ; mais ce qui était le plus embarrassant, c'est qu'un assez grand nombre avaient été traités à la consultation et n'avaient laissé ni nom ni adresse. J'ai dû tout d'abord renoncer à l'espoir de retrouver ces derniers, et je me suis occupé de constater le véritable chiffre des déviations traitées dans le service même.

Les sujets entrés à l'hôpital et définitivement sortis au 1er juillet 1843 étaient au nombre de 42. Sur ces 42, 7 seulement ont échappé à mes recherches, mais il s'en faut de beaucoup que nous ayons cependant 35 observations à mettre en ligne. D'abord, vérification faite, 3 sujets étaient affectés non de déviations latérales, mais de courbures pos-

---

(1) *Gazette médicale*, p. 404, 1re colonne.

térieures attribuées à une affection tuberculeuse. D'autres sujets ne pouvaient guère être considérés comme ayant suivi un traitement réel ou du moins suffisant, ayant quitté l'hôpital au bout de 15, 20, 30 et même 40 jours. Il y avait 7 cas de cette sorte, et de prime abord j'avais cru pouvoir les négliger. Mais considérant que, sur un sujet présenté à cette Académie, on avait promis une guérison complète au bout de 3 semaines ou un mois, bien que cette promesse eût été mise en oubli, je pensai qu'il était urgent de m'assurer si elle avait eu sa vérification ailleurs, et je me mis à la recherche de ces malades. Deux n'ont pu être retrouvés, mais ils n'étaient restés à l'hôpital que 13 et 20 jours ; ils n'étaient donc pas même dans la limite rigoureuse du temps requis pour les guérisons les plus rapides. Les cinq autres étaient dans le même état ou dans un état pire qu'avant leur entrée à l'hôpital, et j'ai cru, en conséquence, ne devoir tenir aucun compte de cette catégorie.

Cette double élimination réduisait notre chiffre à 32 sujets ; il m'a paru juste et légitime de faire encore une défalcation nouvelle de deux jeunes fillés entrées dans le service orthopédique avec des déviations, et qui y sont restées l'une 4 mois et demi, l'autre près de 10 mois. Mais elles y ont subi des opérations sans nul rapport avec leurs déviations ; l'une d'elles est cette jeune fille devenue célèbre pour avoir subi la section de près de 20 muscles ou tendons, et dont j'ai déjà donné l'histoire dans un autre travail (1).

En dernière analyse, il n'y a eu véritablement que 30 sujets traités dans le service, ce qui porte à 27 le nombre des malades traités à la consultation. Sur ces 30 sujets, un, comme il a été dit, est mort à l'hôpital ; 5 sont en province, et je n'ai pu avoir aucun renseignement satisfaisant sur leur état ; il m'est donc resté définitivement une masse de 24 malades qui ont été visités, interrogés, examinés, ou sur lesquels j'ai eu des renseignements authentiques. J'ajouterai qu'avant de venir en présenter l'histoire à l'Académie, des circonstances sur lesquelles il serait pénible d'insister m'ont fait désirer de la soumettre à une première vérification, et qu'une commission spéciale, nommée par la Société de Chirurgie, a déjà constaté la réalité des résultats qui vont être exposés.

Quelques détails d'abord sur la durée du séjour à l'hôpital et sur le traitement employé :

| | | | | |
|---|---|---|---|---|
| 5 de nos malades sont restées dans le service de 2 à 5 mois. | | | | |
| 2 | — | — | — | de 5 à 4 mois. |
| 7 | — | — | — | de 4 à 5 mois. |
| 2 | — | — | — | 5 mois et demi. |
| 1 | — | — | — | 6 mois et demi. |
| 7 | — | — | — | de 7 mois et demi à 10 mois. |

Ceci exprime la durée du séjour, mais non la durée du traitement qui a été le plus souvent continué à domicile.

Le traitement consistait d'abord et essentiellement en appareils mécaniques. Le plus souvent on y joignait la myotomie rachidienne.

Vingt malades au moins ont subi la section des muscles, une seule fois ou à diverses reprises (2) ; et le nombre des sections a aussi varié :

---

(1) Voir le Mémoire précédent.

(2) Nous pouvons dire aujourd'hui 22 *malades ;* des deux nouvelles sur lesquelles l'enquête a obtenu des renseignements qui nous avaient manqué, l'une a subi deux sections et l'autre quatre.

5 n'en ont subi qu'une seule.
8 en ont eu.................  2.
1    —   ................  3.
1    —   ...............  4
3    —   ..............  5
2    —   ..............  6
1    —   ..............  7
1    —   .............  8 à 9

Que si maintenant l'on veut savoir le résultat définitif, il sera bien loin des proportions favorables indiquées dans le Relevé, et plus loin encore de celui qu'annonçait la lettre à l'Académie royale des sciences. Il n'y a pas une seule guérison complète. En classant les malades par catégories, d'après leur état à la sortie et leur état actuel, j'en trouve 4 catégories.

1<sup>re</sup> *catégorie.* — 4 malades qui ne sont certainement pas guéries; mais les renseignements précis manquent pour juger s'il y a eu amélioration ou aggravation. Chez deux de ces malades, nous avons rencontré un mauvais vouloir qui venait de plus haut, et que nous n'avons pu vaincre ; mais il était facile de constater par-dessus les vêtements des saillies accusatrices ; une troisième est allée au bureau central, depuis sa sortie, réclamer de nouveaux soins, mais elle a donné une fausse adresse ; la 4<sup>e</sup> est à la campagne, et tout ce que nous en savons est qu'elle a encore une gibbosité des plus prononcées (1).

2<sup>e</sup> *catégorie.* — 7 malades sorties sans amélioration sensible ; de celles-ci 3 sont restées jusqu'à ce jour à peu près dans le même état ; la déviation a empiré chez les quatre autres.

3<sup>e</sup> *catégorie.* — 7 malades sorties avec une amélioration passagère qui n'a pas duré au delà de quelques mois ou même de quelques semaines ; après quoi la déviation a recommencé à faire des progrès ; et chez 5 de celles-ci elle est aujourd'hui beaucoup plus forte qu'auparavant.

4<sup>e</sup> *catégorie.* — 6 malades sorties avec des améliorations partielles, et qui persistent encore actuellement (2).

Comment maintenant expliquer l'énorme différence qui sépare ces résultats de ceux du Relevé ? Faut-il croire que les 24 guérisons complètes ont été obtenues à la consultation, et admettre cette singulière conséquence : que les sujets placés hors de la sur-

---

(1) Sur les quatre malades de cette catégorie, les deux premières ont été vues depuis ; il y a amélioration fort légère chez l'une, plus notable chez l'autre, mais si éloignée de la guérison qu'en mariant leur fille, les parents ont averti le futur de son état. La troisième, que nous n'avions pas retrouvée à son adresse, nous avait été indiquée, comme s'étant présentée au Bureau central, par un des médecins de cet établissement qui depuis a reconnu son erreur ; mais, après être restée 82 jours dans le service, elle fut prise d'une fièvre typhoïde, et envoyée à l'hôpital Necker où elle succomba ; du reste, le médecin qui l'a traitée en dernier lieu a constaté à l'autopsie une forte gibbosité.

Notons en passant que cela fait *deux morts* dans le cours du traitement ; le Relevé n'en comptait qu'une.

(2) Il faut ajouter à cette catégorie les deux malades indiquées dans la note précédente ; mais il faut en retrancher d'abord une sur laquelle la commission a eu des renseignements plus complets que nous, et une autre dont l'amélioration n'a pas persisté.

veillance de l'opérateur ont plus profité que ceux qu'il avait sous les yeux ? Nous reviendrons sur cette question, lorsque nous aurons présenté tous les éléments nécessaires
pour la résoudre ; il nous faut auparavant étudier nos 24 faits en particulier, selon les
catégories que nous venons d'établir.

## II. — PARTIE CLINIQUE.

### 1° *Des déviations traitées sans aucun résultat.*

Ce qui ressort avant tout de l'étude des six observations qui se rattachent à cette catégorie, c'est la difficulté de dire pourquoi les déviations ont tellement résisté. L'une
des malades, enfant de 5 ans, ne pouvait pas marcher, et l'on serait tenté d'accuser le
défaut d'exercice ; mais le chirurgien n'avait pas cru qu'il y eût là une contre-indica-
tion, puisqu'il avait pratiqué deux opérations. D'ailleurs les cinq autres étaient des
jeunes filles fort ingambes, de l'âge de 12 à 15 ans. Ce n'est pas non plus le temps qui
a manqué : la durée du séjour a varié de 3 à 8 mois ; et deux de ces malades ont été
renvoyées par le chef du service contre leur désir et celui de leurs parents. Une seule a
été traitée uniquement par les appareils mécaniques ; c'est aussi celle qui est restée le
plus longtemps à l'hôpital. Pour les autres, il a été pratiqué de 2 à 5 sections musculaires. Enfin, ni dans les causes, ni dans les phénomènes, ni dans la période avancée
des déviations, je n'ai pu saisir aucune raison valable des insuccès. Serait-ce qu'enfin
les parents se seraient trompés dans leurs appréciations, et n'auraient pas reconnu des
améliorations réelles ? Alors il faudrait admettre que ces améliorations ont été, et bien
passagères, puisque, dans quatre cas, la déviation a fortement empiré depuis, et bien peu
sensibles, puisque plus d'une fois elles étaient attestées par le médecin ou par ses
élèves, et que, malgré cette attestation, les parents et les malades se refusaient à
les voir.

Les deux observations suivantes mettront ces dissidences dans tout leur jour.

*Déviation légère datant d'une année, chez une jeune fille de 15 ans ; 3 mois de séjour à
l'hôpital ; deux sections musculaires ; nul résultat.*

Obs. I. — Eugénie Lebelle, âgée de 15 ans, rue du Gindre, n° 8. — Entrée le 5 août 1840,
sortie le 9 novembre ; durée du séjour : 3 mois 4 jours.

Elle a eu trois frères ou sœurs qui sont restés bien droits ; il n'y a eu aucune personne
de sa famille affectée de déviation. A l'âge de 5 ans, elle eut une tumeur au dos pour laquelle elle entra à la Charité ; une incision en fit sortir un verre de pus, et à la suite elle
eut encore divers autres abcès. Ce ne fut toutefois qu'à l'âge de 14 ans, et sans aucune
cause connue, que sa taille commença à se dévier ; la déviation datait donc d'une année seulement lorsque, par l'entremise de M. Brochin, elle entra dans le service orthopédique.
M. Guérin, après l'avoir examinée, lui promit qu'elle serait guérie dans six semaines. Après
18 jours de traitement mécanique, on lui pratiqua, le 23 août, 2 incisions sous-cutanées ; l'opération fut peu douloureuse, mais 2 heures après, dit-elle, il lui était impossible de faire le
moindre mouvement sans ressentir d'atroces douleurs. Cependant ces douleurs durèrent peu ;
et le traitement fut donc encore continué deux mois ; après quoi, comme elle était louche,
et qu'elle se refusait opiniâtrément à une opération que l'on voulait lui faire pour son
strabisme, M. Guérin la renvoya.

Elle avait été moulée lors de son entrée, et elle fut moulée à sa sortie ; et comme en considérant les deux plâtres, elle se plaignait de n'être pas guérie, M. Brochin lui dit : *Vous
plaisantez ! quand vous ne seriez venue à l'hôpital que pour vous engraisser, n'auriez-nous*

*pas assez gagné ?* En effet, sa santé s'était fort améliorée, elle avait pris de l'embonpoint, et depuis sa sortie les règles lui sont venues et très-régulières.

Cependant, revenue chez elle, ses parents la trouvèrent aussi déviée qu'auparavant. En conséquence, *deux jours après* on la conduisit au Bureau central, où M. Duval lui fit faire une ceinture avec un tuteur sous l'aisselle gauche. M. Bouvier l'a revue depuis pour examiner l'état de la ceinture.

Aujourd'hui, elle présente une courbure à droite de presque toute la région dorsale, portant 2 centimètres et demi de flèche ; une courbure lombaire à gauche d'un centimètre de flèche, et une courbure cervicale très-légère ; les côtes droites et l'omoplate du même côté font une proéminence assez légère, arrondie en arrière. Autrefois l'épaule droite était plus élevée que la gauche ; aujourd'hui elle est plus basse d'un à 2 centimètres, ce que l'on attribue à ce qu'elle a porté trop longtemps le tuteur à gauche. Elle ne boite pas en marchant. Enfin les sections sous-cutanées ne lui ont laissé ni douleur ni faiblesse dans les régions opérées.

Cette observation a déjà été donnée par M. Bouvier, mais d'une façon plus concise. La principale différence entre sa description et la nôtre, est que la courbe dorsale, lorsqu'il la vit, n'avait que 15 millimètres de flèche, tandis que nous lui en avons trouvé 25. Un espace de trois ans écoulés rend suffisamment compte de cette aggravation.

Le fait qui suit est plus curieux encore, et est tout à fait propre à montrer que, lorsqu'il y a diversité d'impressions entre les parents et les orthopédistes au sujet des améliorations alléguées, le tort n'est pas toujours du côté des parents.

*Déviation légère datant de 4 à 5 ans, chez un enfant de 11 ans ; 4 mois et demi de séjour à l'hôpital ; deux sections musculaires ; nul résultat.*

Obs. II. — Annette Maçon, âgée de 11 ans, rue de Reuilly, 24 ; entrée le 28 juillet 1840, sortie le 7 décembre ; durée du séjour, 4 mois et demi environ.

Cette jeune fille est née de parents sains ; il n'y avait jamais eu de rachitiques ni de bossus dans sa famille ; cependant sur 6 frères et sœurs, elle a un jeune frère de 10 ans dont la taille commence déjà à se tourner. Elle-même avait été bien portante jusqu'à l'âge de 3 ou 4 ans, sauf un commencement de renversement du pied gauche en dehors et une petite vérole bénigne, lorsqu'elle fut attaquée de convulsions qui se renouvelèrent trois ou quatre fois chaque année, et ne cessèrent que vers l'âge de 10 ans.

Ce fut deux ou trois ans après la première attaque que l'on s'aperçut d'une déviation de l'épine qui ne cessa de faire des progrès ; et après les convulsions disparues, il resta à l'enfant de la céphalalgie, une douleur précordiale et de petits mouvements de fièvre revenant à intervalles irréguliers. Lorsqu'enfin elle entra dans le service orthopédique, d'après M. Hillairet qui l'examina, elle se trouvait dans l'état suivant :

Il y avait une déviation à droite (1) de presque toute la colonne dorsale, de la 1re à la 10e vertèbre, ayant 2 à 3 millimètres de flèche ; une autre courbure inverse de la 10e dorsale à la 5e lombaire, et enfin une troisième courbure de balancement fort légère de la région cervicale. La torsion des vertèbres était *très-peu prononcée*, et ne se relevait que par un léger soulèvement des côtes. Le bassin avait décrit un léger mouvement de rotation à gauche et en avant, de telle sorte que l'épine iliaque antérieure gauche était située plus en avant que la droite, et celle-ci plus élevée que la gauche. Tout le tronc était incliné à gauche, de telle sorte qu'une ligne verticale, descendant de l'apophyse épineuse de la 7e vertèbre cervicale,

---

(1) M. Hillairet dit *à gauche* ; mais c'est évidemment une erreur. Il y en a plusieurs autres du même genre dans sa description, que nous avons corrigée d'après l'examen fait plus tard par M. Bouvier, et enfin d'après le nôtre. (*Note du Mémoire présenté à l'Académie.* — Ceci était essentiel à dire ; le lecteur en trouvera les raisons dans la note suivante, page 18.)

tombait à un pouce environ de la ligne médiane du sacrum. L'épaule droite était plus élevée d'environ un demi-pouce que la gauche.

Le 26 septembre, M. Guérin *coupa les masses communes des deux côtés ; à droite, entre la 11e et la 12e dorsale ; à gauche, au niveau de la 1re lombaire.*

« Résultat immédiat, poursuit M. Hillairet: redressement complet de la courbure inférieure ; diminution de la courbure dorsale ; aucun accident consécutif ; traitement mécanique repris le surlendemain de l'opération. Revue le 5 octobre, on constate une amélioration notable, disparition de la courbure principale et de l'inclinaison dorso-lombaire ; diminution, mais non encore disparition complète de la gibbosité et des caractères de la torsion.—La malade a quitté l'hôpital le 25 novembre, PARFAITEMENT REDRESSÉE ; elle continue chez elle l'usage d'une ceinture à flexion. »

On voit que M. Hillairet n'est pas tout à fait exact sur la date de la sortie qui n'eut lieu que 12 jours plus tard ; mais l'inexactitude était bien autre pour le résultat. Si l'on en croit la malade, cependant, l'optimisme de M. Hillairet était partagé par M. Guérin lui-même ; et lorsqu'elle retournait à la consultation, il la présentait comme *la mieux guérie* de son service. Ce qui fut cause que, n'espérant plus rien de ce côté, la mère conduisit sa fille au Bureau central, le 17 février 1841, deux mois et dix jours après sa sortie. Là M. Bouvier reconnut la double déviation du dos et des lombes ; une double gibbosité dans l'une et l'autre région, une inclinaison très-marquée du tronc à gauche, une saillie considérable de la hanche droite. La jeune fille avait toujours porté sa ceinture ; du reste, les parents disaient que la difformité était à peu près la même ; et M. Bouvier en conclut que l'enfant *n'avait pas même obtenu, par l'opération et le traitement mécanique, l'amélioration que ce dernier seul eût pu produire.*

Il est à regretter que M. Bouvier n'ait pas mesuré la flèche de la déviation dorsale ; nous aurions mieux su à quoi nous en tenir. Quoi qu'il en soit, M. Hillairet reconnut publiquement qu'il avait *donné un résultat inexact et présentant comme guéri un individu qui ne l'était pas complétement ;* et ce désaveu fut inséré dans la *Gazette médicale.*

Mais la lettre de M. Hillairet laissait supposer qu'il y avait eu au moins une *guérison incomplète.* Nous avons donc été revoir tout récemment la jeune malade, et nous avons constaté les faits suivants :

La courbure dorsale, étendue de la 1re à la 10e vertèbre, a *trois centimètres* de flèche.

La torsion des vertèbres est très-prononcée à droite au centre de la courbure ; la saillie des côtes et de l'omoplate est de 2 à 3 centimètres en arrière du niveau des côtes opposées. La torsion n'est pas moins prononcée à gauche pour la courbure lombaire.

L'épaule droite est notablement plus élevée que la gauche ; le bassin dévié comme il a été dit ; tout le corps incliné à gauche ; et elle ne marche qu'avec un degré de balancement du corps et des hanches qui touche de près à la claudication.

En conséquence, pour sa difformité, non-seulement elle n'a rien gagné, mais encore elle a beaucoup perdu. Elle a gardé sa ceinture six mois, et l'a quittée parce qu'elle en souffrait trop.

Elle a pourtant gagné quelque chose du côté de ses douleurs. Presque aussitôt après les sections sous-cutanées, la céphalalgie, la douleur précordiale, et une vive douleur qu'elle ressentait au flanc droit ont disparu. La douleur précordiale n'est pas revenue ; la céphalalgie a reparu, mais plus faible ; et la douleur du flanc droit a été remplacée par une vive douleur au flanc gauche, surtout pendant la marche ; voilà ce qu'elle a retiré d'environ dix mois de traitement.

*2o Déviations améliorées en apparence, et revenues promptement à leur premier état ou à un état pire qu'auparavant.*

Dans cette catégorie se rangent 7 jeunes filles de 10 à 15 ans, portant des déviations pour la plupart fort anciennes, fort considérables, et, ce qui n'est pas moins digne d'at-

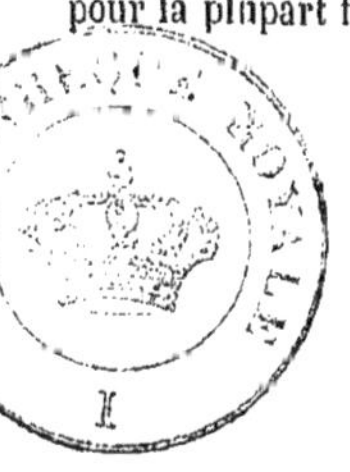

tention, paraissant dépendre d'une disposition héréditaire. L'une d'elles n'était restée à l'hôpital que 2 mois, ayant été renvoyée au bout de ce temps; toutes les autres avaient prolongé leur séjour de 4 à 9 mois. Toutes subirent la myotomie rachidienne; une seule, une fois seulement; d'autres jusqu'à 5 et 6 fois. Pour toutes, l'amélioration avait consisté en un redressement plus ou moins sensible de la taille, c'est-à-dire que les parents les trouvaient grandies; mais peu à peu la colonne s'affaissant de nouveau, cet accroissement de taille se réduisait à rien, et même le plus ordinairement semblait favoriser une augmentation des courbures. En voici un exemple.

*Déviation assez forte, héréditaire, datant d'un an chez une jeune fille de 14 ans; 5 mois et demi de séjour; 2 sections musculaires; redressement notable, suivi d'une aggravation rapide.*

Obs. III. — Alexandrine Poulet, âgée de 17 ans et demi, demeurant rue Saint-Lazare, nº 126, au nº 9 de la cour; entrée le 25 mars 1840, sortie le 4 septembre; durée du séjour, 5 mois et demi.

Cette jeune fille avait son père bossu; son frère porte également une déviation de la taille. Elle était venue au monde belle et droite, et jusqu'à 7 ans n'avait éprouvé aucune douleur ni aucune maladie. Alors elle commença à ressentir de vives douleurs rhumatismales dans tous les membres, se propageant aussi vers le dos; elles durèrent jusqu'à l'âge de 13 ans, époque à laquelle elle s'aperçut d'une déviation commençante. On la conduisit à M. Guérin qui l'engagea à venir à l'hôpital où elle entra à l'âge de 14 ans environ. Durant trois mois elle fut traitée sans opération; le jour elle portait une ceinture mécanique, et passait régulièrement trois heures sur le char orthopédique; la nuit elle couchait sur un lit orthopédique. Au bout de ce temps, on lui fit deux sections sous-cutanées qui furent très-douloureuses dans le moment; mais la douleur se calma vite; et dans les premières 24 heures qu'elle passa au lit, bien entendu, elle ne souffrait que lorsqu'elle parlait. Après quoi elle reprit le même traitement; et, bien que non guérie, fut renvoyée par M. Guérin 2 mois et demi après l'opération.

Lors de sa sortie, la taille était plus droite et plus élevée; il y avait une amélioration très-sensible, et elle regrettait beaucoup de n'avoir pu rester davantage à l'hôpital. On lui avait ordonné une ceinture mécanique, mais comme elle ne pouvait travailler en la portant, elle l'ôta au bout d'un mois; immédiatement la déviation recommença à faire des progrès Un an après, M. Guérin lui fit demander si elle voulait reprendre son traitement; mais la déviation était déjà telle qu'elle ne voulut pas s'y soumettre. Elle a aujourd'hui une énorme saillie des côtes et de l'omoplate droite, élevées à 5 centimètres et demi au-dessus du niveau des côtes gauches. Au dire des parents, cette saillie est aujourd'hui quatre fois plus forte qu'elle n'était lorsque la jeune personne a quitté l'hôpital.

Les points où les sections ont été faites ne lui causent aucune douleur, excepté quand elle est fatiguée. La pression lui est plutôt agréable que pénible; et elle n'est jamais si soulagée que quand ces régions sont fortement comprimées.

Nous aurons à rechercher plus tard d'où vient cette facilité des récidives. Dans le cas qui précède on pourrait alléguer, comme conditions prédisposantes, l'hérédité, la marche rapide, l'état déjà avancé de la déviation; mais afin qu'on ne se laisse pas trop préoccuper par ces considérations, j'ai jugé à propos de rapporter une autre observation remarquable par des conditions toutes contraires: nulle difformité chez les parents, une déviation lente à s'accroître, ayant encore fait peu de progrès; et cependant le traitement n'annonçant une amélioration passagère que pour mieux tromper les espérances de toute une famille, et précipiter peut-être la marche du mal. Celle-ci aura encore un autre intérêt : c'est que l'état de la jeune fille ayant été constaté à l'époque de son entrée à l'hôpital, l'examen ultérieur montrera d'une façon plus précise les résultats primitifs et secondaires du traitement.

*Déviation peu avancée datant de 6 ans chez une jeune fille de 14 ans ; 4 mois de séjour à l'hôpital ; plusieurs sections musculaires ; traitement continué 22 mois ; amélioration passagère suivie bientôt d'aggravation.*

Obs. IV.—Adélaïde Michel, âgée de 17 ans, quai de Bercy, n° 39, entrée le 21 décembre 1840, sortie le 6 février 1841 ; rentrée le 21 août, sortie le 26 octobre ; durée totale du séjour à l'hôpital, 113 jours.

Cette jeune fille, d'une belle carnation, bien constituée, est née de parents sains ; et de cinq enfants elle est la seule qui ait souffert d'une déviation quelconque. Elle n'avait eu ni convulsions ni aucune autre maladie, lorsque vers l'âge de 8 ans sa mère s'aperçut d'un écoulement vaginal qui dura quelque temps ; et c'est à la cessation de cet écoulement qu'elle dit s'être aperçue pour la première fois d'une altération dans la taille de sa fille. Vers l'âge de 10 ans, la déviation menaçant de s'accroître, on fit porter à l'enfant un corset en fer, pesant près de 6 livres, qu'elle garda 6 mois et qui lui causa d'inutiles douleurs. Elle avait 14 ans lors de son entrée à l'hôpital des Enfants.

D'après M. Hillairet qui en a donné l'histoire, elle portait alors : 1° une courbure dorsale à convexité droite, étendue de la 5e à la 11e vertèbre dorsale, de 2 centimètres et demi de flèche ; 2° une courbure inférieure à convexité gauche, étendue de la 12e vertèbre dorsale à la 5e lombaire, de 2 à 3 millimètres de flèche ; 3° une courbure supérieure allant de la 5e vertèbre dorsale à la première cervicale, d'un millimètre de flèche.—Les vertèbres de la 5e à la 12e dorsale avaient éprouvé un mouvement de torsion, appréciable surtout par le soulèvement des 9 dernières côtes formant la gibbosité dorsale ; l'épaule droite était plus élevée que l'autre de 2 centimètres : l'angle inférieur de l'omoplate plus écarté du rachis de 4 centimètres à droite qu'à gauche ; la hanche gauche plus saillante que l'autre. On appliqua d'abord les moyens mécaniques, après quoi l'on en vint à l'opération. Je copie maintenant M. Hillairet.

« Opération le 15 janvier.—1° Section du muscle sacro-lombaire droit au niveau de la 11e à la 12e vertèbre dorsale. La section est nette, et *accompagnée du bruit de craquement fibreux caractéristique ;* elle est immédiatement suivie d'un écartement considérable des deux bouts du muscle, indiqué par une dépression subite de la peau au point correspondant. —2° Section du long dorsal gauche à 2 pouces au-dessus du niveau de la section précédente (section moins nette, muscles charnus ; ce sont les muscles de la courbure de balancement).— 5° Section d'un petit faisceau non compris dans la première, par une petite ouverture pratiquée à peu de distance de la précédente.

« L'opération est immédiatement suivie d'un redressement presque complet des courbures. Traitement mécanique consécutif.

« Six semaines après l'opération, Mlle Michel a quitté l'hôpital parfaitement redressée ; cependant elle continue chez elle l'usage d'une ceinture à flexion et d'un appareil de nuit. »

M. Hillairet ne se pique pas d'une grande exactitude ; la malade sortit en effet 24 jours, et non pas six semaines après l'opération ; et quand je lus à la mère le passage où on la déclarait *parfaitement redressée,* elle ne put s'empêcher de s'écrier : *Ah! monsieur, comme ils sont menteurs* (1)! Au reste, la jeune personne fut examinée cinq mois et demi plus tard

---

(1) Nous devons rappeler ici que M. Hillairet tenait cette observation, ainsi que celle d'Annette Maçon, de M. Brochin, le collaborateur de M. Guérin, et l'un des auteurs du *Relevé statistique.* Nous avions déjà fait cette rectification indispensable (voir les numéros de juin et novembre 1844 du *Journal de chirurgie,* p. 165 et 529) ; la *Gazette médicale* n'a pas trouvé un mot à répondre.

par M. Bouvier, le 21 juin 1841 ; et, bien qu'elle n'eût pas quitté sa ceinture, la déviation offrait à peu près les mêmes caractères qu'avait notés M. Hillairet, savoir : 1º une courbure dorsale de 2 centimètres de flèche environ ; 2º une autre courbure en bas et une troisième en haut, plus légère ; 3º une gibbosité très-prononcée à droite ; 4º la hanche gauche plus saillante que l'autre.

Au reste, nous avons déjà dit qu'elle était rentrée à l'hôpital le 21 août, un mois juste après l'examen de M. Bouvier. Là on procéda à de nouvelles sections ; et on la renvoya au bout de deux mois, en lui recommandant, outre l'emploi continuel de la ceinture, l'usage pour la nuit d'un lit orthopédique. Elle continua ce traitement un an entier, jusqu'à ce que, ayant grandi de 10 à 12 centimètres, le lit et la ceinture se trouvèrent trop petits. Je l'ai vue à mon tour récemment, et voici les renseignements que j'ai recueillis :

Lors de sa première entrée à l'hôpital, outre la déviation signalée, elle souffrait d'une douleur précordiale revenant tous les matins durant une demi-heure. Cette douleur disparut aussitôt après la première opération ; mais, en revanche, depuis cette opération elle ressentait des douleurs dans la région lombaire. M. Bouvier avait déjà noté ces douleurs ; j'ai constaté de plus que la pression sur les épines lombaires les développait instantanément avec un haut degré d'intensité.

A chacune de ses sorties de l'hôpital, elle paraissait un peu plus droite, au dire des parents ; car pour elle, elle ne s'en apercevait pas. Au reste, cette amélioration ne tardait pas à disparaître ; M. Bouvier l'avait vue 5 mois après sa première sortie ; on va voir ce qu'est devenue la déviation deux ans après la seconde.

La courbure dorsale a 2 centimètres et demi de flèche, juste comme avant le traitement. Mais la courbure lombaire porte un centimètre de flèche, et l'épaule droite est plus élevée que la gauche de 3 à 4 centimètres ; on voit donc qu'il y a eu aggravation de ces deux côtés. M. Hillairet avait aussi noté que le rachis, long de 57 centimètres en ligne verticale, portait 58 centimètres et demi en suivant la direction des courbures ; probablement ses mesures allaient jusqu'au sommet du coccyx. En m'arrêtant à la base du sacrum, j'ai trouvé 53 centimètres en ligne directe, 55 en suivant les courbures ; ainsi la perte de hauteur due aux courbures aurait juste doublé.

Il est à noter que, dans l'intervalle de son premier séjour au second, la jeune fille avait été visitée plusieurs fois par M. Kuhn, en sorte qu'au total, pour une déviation que M. Hillairet rattache au premier degré, après un traitement suivi 22 mois et deux opérations sanglantes, la malade est dans un état notablement pire qu'auparavant.

### 3º *Déviations améliorées et dont l'amélioration persiste.*

Nous arrivons enfin au côté le plus brillant de cette statistique, à cette série de six améliorations reconnues par les parents et les malades, et qui ont résisté à l'effet du temps. Sur ces six cas, il y en a trois qui se séparent complétement des deux autres, en ce que l'amélioration n'a porté que sur un seul élément, l'inclinaison du tronc tout entier, en laissant les courbures de la colonne et la saillie des côtes dans le même état ou dans un état pire qu'auparavant. C'est par l'étude de ces premiers sujets qu'il me paraît utile de commencer ; du reste, si, pour les catégories précédentes, il a suffi de présenter quelques observations de choix pour faire comprendre toutes les autres, ici ce ne sera pas trop de tous les faits parvenus à notre connaissance pour jeter un jour complet sur les résultats les plus bienfaisants de la myotomie rachidienne.

*Déviation considérable datant de trois ans chez une jeune fille de 14 ans, avec inclinaison très-forte du tronc ; 9 mois et demi de séjour ; 8 à 9 sections musculaires ; inclinaison corrigée ; accroissement de la déviation.*

Obs. V.—Louise-Pierrette Gérard, du département de l'Oise, aujourd'hui barrière du Maine, bâtiment de l'Octroi, chez M. Besse, contrôleur ambulant; entrée le 27 novembre 1841, sortie le 12 février 1842, pour une petite vérole volante; rentrée 4 jours après, sortie le 16 septembre; séjour total, environ 9 mois et demi.

Ni ses parents, ni son frère, ni ses trois sœurs n'ont eu aucune difformité. Elle-même était venue belle et droite jusqu'à l'âge de 14 ans, sans convulsions, sans maladie; et elle croit que sa déviation vient d'avoir été 9 mois dans une condition où elle était obligée de porter un enfant sur le bras. Elle ne fit rien jusqu'à l'âge de 14 ans; alors un médecin du pays l'engagea à se rendre à Paris, et lui facilita l'entrée à l'hôpital.

Après quatre semaines de séjour, on l'opéra, et on lui fit deux sections dans une seule séance. Deux mois après, opération nouvelle dans laquelle il y eut, dit-elle, 6 ou 7 sections. Traitée ensuite sur le lit orthopédique, on la renvoya enfin munie d'une ceinture, en lui disant qu'on n'avait plus rien à lui faire. Il y avait dans son état l'amélioration que voici: lors de son entrée, le haut du tronc était très-incliné à gauche, l'inclinaison a été corrigée. Mais la déviation est restée, et la saillie de l'omoplate également; en sorte que sa maîtresse disait tout étonnée: *On n'a pourtant pas ôté la bosse à Pierrette!* La bosse a aujourd'hui augmenté outre mesure; la courbure, comprenant de la 2e à la 10e vertèbre dorsale, est à droite, et ne porte pas moins de 4 centimètres de flèche; il y a deux autres courbures gauches, mais fort légères. Elle a une très-belle carnation; les deux opérations n'ont pas été bien douloureuses; et toute douleur avait disparu quelques heures après.

En résumé, cette jeune fille était bossue et avait la tête très-penchée à gauche; aujourd'hui la tête est à peu près droite sur le haut du tronc; mais la malade est beaucoup plus bossue qu'auparavant.

*Déviation très-considérable, datant de 7 à 8 ans chez une jeune fille de 12 ans, avec inclinaison à gauche; séjour de 7 mois et demi; 6 sections musculaires; inclinaison diminuée; aggravation de la gibbosité.*

Obs. VI.—Mariette Raymond, âgée de 12 ans, rue d'Arcole, n° 19; entrée le 25 septembre 1841, sortie le 7 mai 1842; durée du séjour, 224 jours.

Sans antécédents de famille, sans convulsions ni maladies préalables, la déviation, survenue de bonne heure, est attribuée par les parents à ce que l'enfant ayant été mise à l'école de très-bonne heure, s'y est accoutumée à une mauvaise attitude, en apprenant à écrire. Quoi qu'il en soit, la déviation avait fait d'énormes progrès; il y avait une bosse très-forte à droite, avec inclinaison forcée du tronc à gauche, lorsque M. Brochin la fit entrer dans le service orthopédique. Elle fut placée sur le lit mécanique, munie d'une ceinture, et subit deux séances opératoires; dans la première on fit deux sections dans la région lombaire, dans la seconde quatre sections dans la région dorsale. Après sept mois et demi, l'ennui la prit, et elle quitta l'hôpital munie de sa ceinture qu'elle a encore portée six mois, et qu'elle n'a quittée que parce qu'elle la blessait.

Le traitement, au dire des parents, n'a jamais rien fait sur la bosse même, qui a encore augmenté depuis; l'inclinaison du tronc à gauche a seule un peu diminué. La ceinture avait un tuteur pour soutenir l'aisselle et l'épaule gauche; mais la courroie appuyant à droite déterminait de ce côté une dépression à la fois douloureuse et difforme, qui a cessé après la ceinture ôtée.

Quant aux sections, l'enfant dit qu'elles ont été très-douloureuses, surtout les dernières; et maintenant encore elle y ressent par intervalles des élancements douloureux.

Ici l'amélioration et l'aggravation sont toutes deux un peu moindres que dans le cas précédent; et au total, l'inclinaison n'a été que faiblement corrigée; mais aussi la gibbosité n'a que médiocrement augmenté (1).

---

(1) Lorsque la commission a vu cette jeune personne, la gibbosité avait encore augmenté, et il n'y avait plus d'amélioration d'aucune espèce.

Dans le troisième cas, l'inclinaison paraît avoir été plus complétement corrigée, sans que la proéminence des côtes se soit accrue ; mais cette amélioration aurait été balancée par une aggravation d'un nouveau genre. Je n'ai pas vu la jeune personne, qui reste en province, et je ne peux que répéter le récit des personnes chez qui elle logeait à Paris et qui entretenaient encore une correspondance avec elle.

C'était une jeune fille de 12 ans, portant, lors de son arrivée à Paris, une gibbosité très-forte avec une inclinaison également très-marquée de la partie supérieure du tronc, et beaucoup d'embarras dans les digestions. Entrée le 4 octobre 1840, sortie le 4 juin 1841, elle est donc restée à l'hôpital huit mois entiers. Lors de sa sortie, la tête était droite, et les digestions améliorées ; mais la bosse est restée la même ; et il est survenu depuis une claudication considérable, dont il n'existait pas auparavant la moindre trace (1).

Dans le fait qu'on va lire, il ne s'agit plus d'une inclinaison corrigée ; l'amélioration paraît avoir porté surtout sur l'accroissement de la taille et sur les fonctions du thorax et de l'abdomen. A quel prix a-t-elle été obtenue? C'est ce qu'il est curieux d'examiner.

*Déviation très-forte datant de 4 ans chez une jeune fille de 16 ans; 9 mois de séjour; 7 sections musculaires; suites particulières de ces sections.*

Obs. VII. — Virginie Gaudet, âgée de 16 ans, faubourg Saint-Martin, 108; entrée le 18 décembre 1841, sortie le 7 septembre 1842 ; durée du séjour, 263 jours ; près de 9 mois.

Sa mère est affligée d'une très-forte proéminence dorsale, et son grand-père en avait autant. Pour elle, elle vint au monde belle et droite, n'eut jamais de convulsions, ni même d'autre maladie ; je noterai seulement qu'elle a le nez incliné à droite par la pointe, et la portion droite du nez plus étroite aussi que la gauche. Elle était arrivée sans encombre à l'âge de 12 ans, lorsqu'on s'aperçut qu'elle avait l'épaule droite plus forte que la gauche. Deux ans plus tard, la déviation du rachis était manifeste ; elle fit dès lors des progrès rapides ; et à 16 ans la jeune fille avait la respiration fort gênée, les digestions mauvaises, et en outre des palpitations.

Elle entra dans le service de M. Guérin, fut couchée pendant un mois environ sur le lit orthopédique ; après quoi elle fut soumise à une première opération dans laquelle on lui pratiqua, dit-elle, 2 sections sous-cutanées dans la région lombaire. Trois mois et demi plus tard, le 4 mai, on fit dans la région dorsale 5 nouvelles sections ; et il lui fut recommandé à sa sortie de porter une ceinture à tuteurs, qu'elle a gardée, en effet, quatre à cinq mois.

Le traitement de l'hôpital a produit une amélioration très-notable ; la taille a grandi, et même encore depuis sa sortie ; elle est fleuriste aujourd'hui, travaille debout, respire et digère bien. Les palpitations avaient aussi disparu ; mais depuis quatre mois, les règles

---

(1) M. Guérin a dit au sujet de cette malade, que la claudication existait avant le traitement, et avait pour cause une luxation congéniale du fémur. Nous acceptons cette rectification, mais il faut y en ajouter une autre non moins essentielle. La commission a écrit à un médecin de Joigny où habite cette jeune fille ; celui-ci l'a attentivement examinée et interrogée ; et voici un extrait de sa réponse :

« *Pauline Dumont est horriblement contrefaite.... La malade dit être aussi bossue qu'avant le traitement ; le père et la mère disent aussi qu'il n'y a aucun changement. Seulement il paraît que la claudication a augmenté ; la malade attribue ce résultat à une courroie qui passait sous la cuisse gauche et s'attachait à la ceinture.... »*

En conséquence, il faut donc ôter ce cas de la catégorie des améliorations, et le reporter à celle des *déviations améliorées en apparence et revenues promptement à leur premier état.*

s'étant suspendues, les palpitations sont revenues plus fortes et plus douloureuses que jamais.

Tel est le récit de la mère et de la fille ; il faut donc que la déviation ait été poussée bien loin ; car l'épaule droite est toujours beaucoup plus élevée que la gauche, et la bosse est encore des plus saillantes. Mais il se passe surtout des phénomènes fort importants du côté des muscles coupés.

La jeune fille a perdu de sa force, malgré qu'elle ait plus d'âge, et ne saurait porter le même poids qu'avant son traitement. Quand elle se baisse pour mettre ses souliers, elle a de la peine à se relever, et ressent de la douleur aux lombes. Cette douleur et cette gêne reparaissent dès qu'elle veut faire de grands mouvements des bras, comme en jouant au volant, ou se livrer à des exercices de force, comme en essayant de lutter avec ses camarades. Les changements de temps ramènent également des douleurs assez vives qui durent quelquefois toute une journée ; et enfin, en aucun temps, elle ne peut supporter, sur les points opérés, ni de pression ni même le simple contact des doigts.

Nous aurons à revenir sur ces phénomènes ; quant à présent, je me borne au rôle d'historien. Voilà donc une jeune fille encore aujourd'hui fort bossue, qui, d'une autre part, a perdu une notable partie de sa force, et qui se proclame cependant grandement améliorée et soulagée. Les faits suivants, bien que moins complets, nous aideront à comprendre la valeur de ces mots.

*Déviation légère datant de 5 ans chez une demoiselle de 19 ans ; 9 mois et demi de séjour à l'hôpital ; 4 sections musculaires ; grande amélioration.*

Obs. VIII.—Mlle E. Vernel, dite âgée de 15 ans, mais en ayant en réalité 19 ; entrée le 5 août 1839, sortie le 29 septembre ; rentrée le 5 octobre, sortie le 16 mai 1840, durée du séjour, 9 mois et demi.—Elle restait rue Sainte-Croix-de-la-Bretonnerie, n° 5 ; c'est là que je l'ai vue chez sa mère ; mais elle est mariée et a un autre domicile, rue des Billettes, n° 20.

Elle n'a aucun parent atteint de difformité. Etant enfant elle eut des convulsions, qui cependant, selon son dire, ne laissèrent aucune trace sur le rachis. La déviation ne se montra qu'à l'âge de 14 ans et demi, sans cause connue ; à moins qu'on ne veuille admettre avec la malade, qu'elle ait été déterminée par l'apprentissage de la couture à l'âge de 5 ans. Elle avait fait d'ailleurs peu de progrès ; et, selon le dire de la malade, l'épaule droite était plus saillante en arrière, la hanche gauche plus saillante au dehors ; mais la tête était droite sur les épaules et le tronc sans inclinaison. Ce qu'il y avait de plus grave était la difficulté des digestions, la gêne de la respiration qui l'essoufflait à la montée, des palpitations, et enfin une faiblesse marquée du côté gauche. A 17 ans, elle consulta M. Duparc qui l'adressa à M. Guérin, et elle fut une des premières entrées dans le service. Elle fut couchée sur le lit orthopédique, fit usage du char mécanique, et subit en une fois deux sections sous-cutanées. Après ses neuf mois et demi de séjour, elle n'était pas guérie, et sortit pour faire place à d'autres ; trois semaines après M. Guérin lui pratiqua chez elle deux nouvelles sections, après quoi il lui fit porter une ceinture. Presque aussitôt elle entra dans une maison de commerce, et comme sa ceinture la gênait, elle ne tarda pas à s'en débarrasser. Deux ans après sa sortie de l'hôpital, elle s'est mariée, est devenue enceinte, et est accouchée à sept mois et demi, sans que la guérison se soit démentie.

Voici en quoi consiste cette guérison. Faiblesse, mauvaises digestions, respiration anhélante, tout a disparu, hormis de temps à autre de rares palpitations. La hanche, dit-elle, ne fait plus saillie ; l'épaule droite est un peu plus élevée que la gauche, et l'omoplate un peu plus saillante en arrière. Elle est d'ailleurs très-satisfaite de son état, et ne veut pas se laisser examiner.

Enfin j'ai réservé pour la fin l'observation sans doute la plus remarquable de cette série, non point par la portée de l'amélioration obtenue, puisque la malade se refuse à expliquer son état antérieur, et ne donne qu'à regret quelques renseignements insuffisants sur son état actuel, mais bien par la rapidité et la persistance de la cure; voici d'ailleurs tout ce que j'ai pu savoir.

*Déviation datant de 2 années; 2 sections; amélioration obtenue en moins de 2 mois et persistant plusieurs années après.*

Obs. IX.—Mlle Lechner, âgée de 14 ans, rue des Vieux-Augustins, 4; en apprentissage chez M<sup>me</sup> Asselin, rue Montmartre, n° 14.—Entrée le 21 avril 1841, sortie le 16 juin; durée du séjour, 55 jours.

Sans antécédents de famille, sans convulsions préalables, elle était restée bien droite jusqu'à l'âge de 12 ans; alors sa taille commença à se dévier; mais elle n'avait rien fait pour cela lorsqu'elle entra dans le service de M. Guérin. Elle subit deux sections sous-cutanées, qui furent faites le même jour, et qui, à son dire, furent très-douloureuses; mais quinze jours après elle ne s'en sentait plus. Elle sortit fort satisfaite de son état, ne porta pas de ceinture, et aujourd'hui, après plus de deux ans et demi, est restée aussi bien guérie que devant. Elle se loue beaucoup de M. Guérin, mais a promis de ne se laisser visiter par personne. Cependant elle est d'accord avec sa maîtresse pour confesser que *son épaule droite est encore un peu bombée; mais quand elle a son corset ou ne le dirait pas* (1).

_______________

(1) C'est cette malade que M. Guérin a présenté comme complétement guérie, et qu'il a fait voir à un des membres de la commission, sans ajouter aucun renseignement, et pour obtenir par surprise un témoignage de satisfaction de la loyauté de cet honorable académicien. Mais pourquoi pas à la commission tout entière? Cela eût été trop périlleux. M. Velpeau avait en effet entre les mains une description détaillée de l'état actuel de cette malade, description faite par M. Bouvier, qui l'avait visitée récemment; et la commission eût été mise en mesure de vérifier cette description. Mais il était plus prudent de la faire voir en quelque sorte au vol, et sans contradicteur possible; et l'on sait d'ailleurs combien il est facile aux malades atteints de déviations légères, d'en imposer quelques instants, à l'aide d'un effort musculaire spécial, et pour emprunter une locution d'un usage vulgaire, *en se redressant.*

Voici du reste la note de M. Bouvier, communiquée à l'Académie dans la séance suivante, restée alors et depuis sans contradicteur.

« 13 *octobre* 1844.—J'ai vu aujourd'hui M<sup>lle</sup> Clarisse Lechner; elle demeure actuellement rue du Roule, n° 25, chez son frère, tailleur. Elle a encore son père, mais il habite ailleurs. Elle a près de 18 ans, et elle a beaucoup engraissé ces dernières années, circonstance à noter. Elle m'a dit être restée trois mois aux Enfants, et avoir porté ensuite deux ou trois mois une ceinture mécanique. Avant le traitement, son épaule droite était soulevée en arrière et fortement abaissée, de manière à se rapprocher de la hanche droite qui en paraissait plus élevée; elle a été moulée à l'hôpital où son moule est resté. D'après ce récit et d'après ce qui reste aujourd'hui, la courbure principale était au bas de l'épine, dans la région dorso-lombaire; et sa convexité était à gauche. Elle se loue beaucoup du succès du traitement, ainsi que son frère et la femme de celui-ci; il est de fait que, lorsqu'elle est habillée, il y a fort peu d'apparence de déviation.

« J'ai examiné le dos à nu, ce à quoi elle s'est prêtée sans difficulté, ni de sa part ni de celle de ses parents qui m'ont très-bien reçu. Il existe une déviation de l'épine, légère, il est vrai, mais très-manifeste; les épaules sont de niveau à leur partie supérieure, mais la droite fait manifestement un peu plus de saillie en arrière que la gauche; le côté gauche des lombes est soulevé; le côté droit, à la hauteur du flanc, sensiblement déprimé au-dessus de la hanche droite. J'ai tendu un fil des apophyses épineuses cervicales à la dernière

S'il est permis, en l'absence d'autres renseignements, d'établir une conjecture sur la nature de l'affection de cette malade, je serais porté à penser qu'elle avait surtout une inclinaison du tronc, élément assez facile à combattre, et une très-légère torsion qui a persisté comme auparavant.

### TROISIÈME PARTIE.

*Examen général de la myotomie rachidienne sous le rapport des indications et des résultats.*

Bien que les faits relatés jusqu'ici portent presque en eux-mêmes leur conclusion générale, il importe cependant de la faire ressortir plus précise et plus nette ; et ce sera l'objet de cette dernière partie de notre travail.

Et d'abord une question encore douteuse est celle des indications de la myotomie rachidienne ; et ces indications peuvent être recherchées dans les causes, dans le mode de développement, et dans les caractères de la déviation. Si l'inflexion du rachis a succédé à une affection des centres ou des cordons nerveux, si elle s'est effectuée sous l'empire de la contracture musculaire, si la roideur et la résistance des muscles montrent la persistance de cet état morbide, manifestement, comme pour le torticolis, comme pour certains cas de pied-bot, l'indication sera de s'attaquer à cet obstacle mécanique, et de le détruire avec le bistouri, dans l'impuissance reconnue de tous les autres moyens.

J'ai donc recherché, autant que je l'ai pu, les causes des déviations soumises à mon observation ; et avant tout j'ai voulu savoir quel rôle avaient joué les convulsions dans le

---

apophyse lombaire ; les apophyses épineuses dorsales supérieures et moyennes ne s'écartaient pas sensiblement de ce fil, les suivantes formaient avec les lombaires une courbure à convexité gauche. Les apophyses correspondant au milieu de cette courbure étaient placées à la gauche du fil ; mais elles en étaient fort rapprochées, et à une distance que j'ai estimée à tout au plus deux millimètres. Il suit de là que cette jeune fille porte deux courbures alternatives de l'épine, l'une supérieure, non visible en arrière et caractérisée seulement par la torsion et la déviation des corps des vertèbres qui produit la saillie des côtés et de l'épaule droite ; l'autre inférieure, appréciable en arrière, et s'accompagnant aussi de la torsion qui détermine le soulèvement des muscles du côté gauche des lombes et la dépression correspondante du côté droit. La jeune personne était debout dans une attitude très-droite, lorsque j'ai fait cet examen ; j'ai omis de l'examiner dans l'attitude fléchie en avant.

« Elle m'a raconté avoir été opérée à deux places et seulement du côté gauche. J'ai retrouvé une cicatrice très-apparente, semblable à celle d'une forte piqûre de sangsue qui serait restée béante. Cette cicatrice est placée très-bas, au-dessous du niveau de la crête iliaque, en dehors de l'extrémité inférieure du sacro-spinal. J'ai cru voir une autre marque plus haut du même côté, mais elle n'était pas très-distincte. J'ai omis d'explorer l'état des muscles vis-à-vis les sections, et de demander à la jeune fille ce qu'elle avait éprouvé dans cet endroit depuis l'opération. Vous serez étonnés peut-être de voir des sections pratiquées à gauche, quand la concavité de la courbure dominante était à droite, mais vous vous rappellerez que l'opérateur a l'idée *toute à lui* que la cause de la déviation totale est alors dans les muscles qui inclinent les dernières vertèbres lombaires sur le côté gauche du sacrum.

« L'état de cette jeune fille est évidemment celui que l'on observe après beaucoup de traitements tout mécaniques de plusieurs mois de durée ; il y a eu sans doute amélioration comme après ces traitements, mais la déviation qui subsiste ne permettrait pas de porter ce cas à la colonne des guérisons dans un relevé statistique. Personne, je pense, ne voudrait soutenir que la section des muscles ait eu ici la moindre influence sur le résultat obtenu. »

développement de la difformité. Dix-sept malades seulement m'ont fourni à cet égard des renseignements directs et dignes de foi ; mais ce qui donnait plus d'intérêt à cette série, c'est que toutes avaient été soumises à la myotomie, sauf une seule qui se refuse à l'opération.

Sur les **17**, **4** seulement avaient eu des convulsions dans leur enfance ; les **12** autres en étaient restées exemptes.

Mais du moins, dans ces quatre cas exceptionnels , la déviation s'était-elle vraiment opérée sous l'influence des convulsions ?

Dans un cas l'enfant avait été attaquée dès sa première enfance de convulsions et de rachitisme tout à la fois, et dès l'âge de **15** mois elle avait eu tout ensemble les jambes arquées et le rachis dévié. On sait que, dans ses discussions avec M. Bouvier, l'auteur de la doctrine en question considérait les déviations rachitiques comme tout à fait en dehors des déviations musculaires ; et ici les deux éléments se montraient ensemble et pouvaient être accusés l'un aussi bien que l'autre. Du reste, on pratiqua 5 sections musculaires ; l'enfant sortit dans le même état qu'elle était entrée, et la déviation n'a fait que s'accroître depuis (1).

Un deuxième cas offrait le même mélange des deux causes; c'est chez cette enfant que l'opération fut proposée et refusée.

Le troisième cas est celui d'Annette Masson (*Obs.* 1) ; les convulsions pouvaient assez bien être prises ici pour la cause unique ; mais c'est précisément l'un des cas où la myotomie a le moins bien réussi.

Enfin, dans le dernier cas , celui de Mᴵˡᵉ Vernel (*Obs.* 8), les convulsions ayant eu lieu dans l'enfance, et la déviation ne s'étant manifestée qu'à l'âge de **14** ans et demi, il n'est guère possible d'établir une corrélation de cause à effet entre les deux choses.

Après ces quatre cas peut-être convient-il d'en mentionner un autre : l'enfant avait eu, vers l'âge de **7** ans, une fièvre cérébrale ; mais le rachitis avait précédé la fièvre, et la déviation n'avait paru que passé l'âge de **12** ans.

Parmi les **12** autres malades, quelques-unes avaient-elles été sujettes à des affections purement musculaires ? Une seule, Alexandrine Poulet (*Obs.* 3) ; mais en même temps elle était sous le poids d'une prédisposition héréditaire ; et enfin , c'est aussi l'une des opérées chez lesquelles la myotomie a le plus tristement échoué.

A quelle cause donc rattacher les **11** déviations qui échappent ainsi à l'action musculaire ? Les causes sont restées pour la plupart inconnues ; dans quatre cas on accusait de mauvaises attitudes ; une fois la mère avait cru trouver quelque rapport entre l'apparition de la déviation et la cessation d'un écoulement vaginal, et deux fois seulement le rachitis avait agi sans se combiner avec les convulsions. L'hérédité semblait jouer le plus grand rôle ; **6** jeunes filles sur **17** comptaient dans leur famille des déviations du même genre, ainsi réparties :

> **2** Sur leur bisaïeul et leur cousin.
> **1** Sur sa grand'mère et son frère.
> **1** Sur son grand père et sa mère.
> **1** Sur son père et son frère.
> **1** Sur son frère seulement.

Pour achever de dire tout ce qui se rapporte aux causes, j'ajouterai que, sur **22** cas, il

---

(1) Héloïse Chipault, rue Neuve-Saint-Merri, **58** ; entrée le **29** octobre **1842**, sortie le **5** janvier suivant ; rentrée le **26** janvier, sortie le **6** avril.

y avait 5 déviations à gauche ; et que , quant à l'âge de la première manifestation de la difformité, sur 20 cas, il y en avait 8 de 15 mois à 6 ans, et 12 de 8 à 14 ans.

En résumé, l'on voit qu'il serait peu sûr de chercher dans les causes des indications positives pour la myotomie rachidienne, d'autant plus que là où par la nature de la cause elle semblait le mieux indiquée , elle a précisément le plus mal réussi.

Le mode de développement ne nous ayant rien appris de plus à cet égard, il restait à explorer les caractères de la difformité, et à voir si quelque muscle, ou quelque faisceau de muscle plus tendu que les autres, résisterait au redressement, et révélerait au doigt et à l'œil la corde roide qu'il serait urgent de diviser.

J'ai examiné, sous ce point de vue, trois sortes de malades. D'abord, quelques sujets entrés dans le service, mais auxquels, par une raison ou par une autre, on n'avait ni fait ni proposé l'opération. Le fait le plus important de cette série est celui d'Eugénie Wilson, cette pauvre infirme de la Salpêtrière, qui a vu tous ses membres déformés par des convulsions ; elle porte en même temps une déviation de la colonne ; je n'ai pas trouvé de trace de contracture ni dans les masses musculaires, ni dans aucun faisceau ; et je penche fortement à croire que les convulsions qui ont contracté les muscles des membres ont respecté les muscles de la colonne.

Secondement, un sujet très-précieux, cette même jeune fille, attaquée à la fois de convulsions et de rachitisme dans son enfance, et qui s'était enfuie de l'hôpital de peur de l'opération (1) ; et qui, depuis, a été pressée d'y retourner, et par le chef du service, et par l'un de ses collaborateurs. Cette jeune fille n'a pas de courbures sensibles à la colonne, mais une inclinaison générale du tronc à droite, d'où résulte une assez forte élévation de l'épaule gauche qui dépasse la droite de 3 à 4 centimètres. Je recherchai avec le plus grand soin le muscle ou le faisceau qu'on se proposait de couper ; je fis courber l'enfant en avant, puis à gauche, puis à droite ; dans ces divers mouvements, non-seulement je ramenai l'épine à la ligne verticale, mais je l'inclinai du côté opposé ; je ne pus saisir le moindre vestige de contracture. Elle porte un fort mauvais corset à tuteurs, qui est devenu trop court pour elle, et qui cependant, d'après le dire de la mère, a déjà un peu diminué l'inclinaison ; en plaçant trois doigts entre le tuteur droit et l'aisselle, on relève l'épaule droite au niveau de la gauche, et bien que ce ne soit pas le meilleur moyen peut-être, probablement cela suffirait à la guérison.

Enfin, j'ai pu examiner un bon nombre de sujets opérés, améliorés ou non, et dans tous les cas portant encore des déviations très-marquées. Ici, la place des piqûres me servait de guide, me posait le doigt en quelque sorte sur les faisceaux coupés ; et comme les déviations avaient persisté ou même s'étaient aggravées, j'avais donc quelque chance de retrouver, au moins dans quelques cas, la corde formée par la réunion des faisceaux coupés. Je n'ai jamais rien vu de semblable ; et comme conséquence inévitable, je suis réduit à me demander si jamais on a vraiment eu à couper un seul muscle rétracté dans les gouttières vertébrales, ou si cette myotomie rachidienne, triste produit d'une théorie imaginaire, n'est pas une opération adressée à tout hasard à des obstacles imaginaires.

Certes, en dépit de ces premières déductions, la question serait hautement jugée en faveur de la myotomie, si elle l'était par les résultats. J'ai exposé ceux que j'ai constatés ; on ne saurait dire qu'ils sont bien favorables. A la vérité, comme ils ne portent que sur 24 malades au lieu de 56, il y a lieu de se demander si nous ne serions pas tombés sur la série des insuccès ; et si, dans les 32 cas restés en dehors de ce travail, les 24 guérisons

_______________

(1) Adélaïde Samuel, rue Sainte-Avoye, 34 ; entrée le 5 mai 1844, sortie le 3 juin.

complètes du relevé ne pourraient pas prendre place. Je confesserai tout d'abord que je conserve un très-grand doute à cet égard, et j'en dirai les raisons.

D'abord, de ces 32 sujets non retrouvés, 27 avaient été traités à la consultation; et ce serait une chose bien étonnante par elle-même que les malades, soumis à un traitement actif, régulier, incessant, avec tous les appareils à leur disposition, eussent moins profité que des jeunes filles abandonnées aux soins de leurs parents, avec des appareils incomplets et vicieux, et revues seulement de temps à autre à une consultation extrêmement nombreuse.

Secondement, le hasard m'a offert un jeune garçon aussi traité à la consultation; il n'était guéri en aucune façon. Un seul cas est bien peu de chose sans doute; mais cela rétrécit toujours le cercle déjà si étroit où il faudrait trouver les 24 guérisons.

Troisièmement, il existe au Bureau central des hôpitaux, depuis près de 10 ans, une consultation où l'on traite les difformités, consultation à laquelle sont retournées plus d'une fois les malades traitées dans le service de l'hôpital des Enfants. Cette consultation est confiée à un homme d'une habileté reconnue, M. le Dr Duval; il est assisté d'une commission de trois médecins ou chirurgiens des hôpitaux, et, depuis 10 ans, il n'a pas encore obtenu, pour les déviations de la taille, une seule guérison complète. A la vérité, il ne pratique pas la myotomie.

Mais ma plus forte raison de douter est tirée de l'histoire même des malades que j'ai examinées. Car beaucoup d'entre elles, après avoir quitté l'hôpital, ont continué le traitement chez elles, avec des corsets fournis par le chef du service, avec des lits construits selon ses indications; quelques-unes ont subi à domicile de nouvelles opérations; elles recevaient la visite tantôt de l'orthopédiste lui-même, tantôt de ses collaborateurs; elles retournaient à la consultation, et quelques-unes y retournent encore; il faut savoir ce qu'elles y ont gagné. Or, mademoiselle Vernel seule y a gagné quelque chose; toutes les autres y ont perdu plus ou moins. Il suffira de rappeler le fait de mademoiselle Masson, celui surtout de mademoiselle Michel, obligée de rentrer à l'hôpital 6 mois et demi après sa première sortie; puis, après sa deuxième sortie, continuant le traitement à domicile pendant une année entière, et, au bout de ce temps, se trouvant deux fois plus déviée qu'auparavant.

La question des cures complètes par la myotomie me paraît donc, au moins quant à présent, hors de cause. Recherchons cependant ses conséquences réelles.

Les améliorations, telles que nous les avons vues, ont porté sur deux éléments de la déviation, l'inclinaison générale du tronc et lès courbures de la colonne. L'inclinaison a été tantôt amendée, tantôt corrigée entièrement, quelquefois même la limite a été dépassée, et le corps a penché de l'autre côté; mais cela peut être attribué à l'inexpérience des parents et des malades, hors de la surveillance des hommes de l'art. Quant aux courbures, le plus souvent elles ont été diminuées par le traitement fait à l'hôpital, sauf à revenir ensuite; et, dans deux cas tout au plus, l'amélioration paraît s'être maintenue. Sur un troisième élément, la torsion des corps des vertèbres, d'où résultent la saillie des côtes en arrière et la gibbosité, l'influence du traitement a été nulle ou insignifiante.

Cela posé, il faut bien se demander quelle a été la juste part de la myotomie. Au Bureau central, où l'on ne coupe rien, on obtient des améliorations du même genre; la torsion seule résiste avec une désespérante opiniâtreté. Dans les établissements particuliers, dont la myotomie est également exclue, les améliorations sont plus marquées et plus durables; j'ai vu même, et M. Marjolin a vu avec moi, un sujet chez lequel la torsion avait entièrement disparu, et à qui il ne manquait qu'un peu plus de solidité dans la colonne pour offrir un exemple de guérison complète. Qui ne sait d'ailleurs que le décubitus prolongé sur un lit un peu dur amène rapidement un redressement malheureusement trompeur et passager ; et qui ne se souvient de la démonstration faite devant l'Académie même par M. Bouvier, sur une déviation qui disparaissait presque en entier et subitement par le seul effet de la position horizontale !

Or, comme chez tous nos malades la myotomie a été combinée avec l'emploi du lit orthopédique, il est impossible de rien répondre à ceux qui attribuent toutes les améliorations au lit orthopédique, proclamant ainsi la complète inutilité de la myotomie.

Mais il est d'autres améliorations qui, en dehors de la difformité, portent sur ses effets dynamiques. On a vu, dans les observations ci-dessus rapportées, des exemples nombreux de douleurs variées, de gêne dans la respiration, dans la digestion, dans la circulation, considérablement amendées ou même détruites par le séjour à l'hôpital. La myotomie ne peut-elle du moins se vanter de ces succès ? Elle le pourrait sans doute, si ces résultats n'étaient obtenus tous les jours par les moyens de l'orthopédie ordinaire, et souvent par le simple décubitus sur un lit un peu dur.

Ainsi l'examen des résultats concourt avec l'examen des causes et des caractères des déviations rachidiennes pour démontrer l'inutilité de la myotomie. Il reste enfin à considérer si les essais tentés jusqu'à présent sont restés purement et simplement inutiles, s'ils n'ont pas nui quelquefois au lieu de servir ; en un mot, si la myotomie n'a pas ses dangers comme toutes les autres opérations.

Sur aucun de nos malades, la section sous-cutanée n'a été suivie de suppuration. Ses effets immédiats ont été très-variables ; en général, elle paraît avoir été peu douloureuse ; mais chez quelques jeunes filles la douleur a été très-forte. Une seule, mademoiselle Lebelle, après avoir peu souffert lors de l'opération, a ressenti des douleurs fort vives environ deux heures après.

Ces douleurs ne durent guère que quelques heures ; elles ont ceci de particulier que tout mouvement les augmente, mais particulièrement l'effort assez léger nécessaire pour parler.

Dans un certain nombre de cas, ces douleurs n'ont laissé aucune trace ; mais il n'en va pas toujours ainsi : fréquemment l'opération entraîne à sa suite une sensibilité exagérée dans les parties traversées par le ténotome. Il y a ici des variations assez curieuses à considérer. Mademoiselle Poulet ne ressent aucune douleur, hormis quand elle est fatiguée ; et la pression sur les régions opérées lui est plutôt agréable que pénible. Une autre jeune fille, qui avait une douleur sourde et continue, était également insensible à la pression ; on a vu, au contraire, la douleur exaspérée chez mademoiselle Michel, par la pression sur les épines lombaires ; chez mademoiselle Gaudet, par la pression sur les muscles coupés, et même par le simple attouchement des doigts. Je viens de citer un exemple de douleur continue ; j'ajouterai qu'après 18 mois elle a entièrement disparu. Il est bien plus commun de voir la douleur revenir par intervalles, tantôt sans cause connue, comme chez mademoiselle Raymond, tantôt dans les changements de temps comme chez mademoiselle Gaudet.

J'ai voulu savoir si la force musculaire restait la même après ces sections Les résultats sont encore ici étrangement variables. Une malade qui a subi 5 sections ne peut se tenir longtemps debout sans éprouver une sorte de courbature générale ; une autre, après 3 sections, se plaint d'une faiblesse des reins qu'elle rapporte elle-même à l'opération ; une troisième, avec 5 sections, dit que, lorsqu'elle court, elle entend comme une sorte de craquement dans les points mêmes où les sections ont été faites ; mais le cas le plus triste et le plus remarquable est assurément celui de la jeune Virginie Gaudet, qui, soumise à 7 sections, a tellement perdu de sa force qu'elle ne peut, que très-faiblement, jouer au volant, soulever un fardeau, ou même se baisser pour mettre ses souliers. Mais, le plus ordinairement, les malades m'ont répondu qu'elles ne s'apercevaient point d'un déclin dans leur force musculaire; et j'ignore à quoi peut tenir une semblable immunité.

Toutefois, apparente ou non, n'est-ce pas à cette faiblesse produite par des sections musculaires intempestives qu'il faut attribuer et la rapidité et le grand nombre des récidives après les améliorations obtenues? Question grave, et que suggère invinciblement l'étude approfondie des faits. Déjà la mère d'une jeune fille, dont j'ai ailleurs publié l'histoire, madame Henry, m'affirmait que sa fille lui était revenue de l'hôpital dans un état pire quant à la déviation, et l'attribuait aux sections qu'elle avait subies. Si ce témoignage est de trop peu de poids, que dire de celui de M. Bouvier qui, de l'examen d'Annette Masson, n'a pas hésité à conclure qu'elle n'avait *pas même obtenu, par l'opération et le traitement mécanique, l'amélioration que ce dernier seul eût pu produire?*

Quel que soit le jugement que l'on porte à cet égard, il reste toujours une considération supérieure fondée sur l'expérience universelle, et bien propre à éclairer la détermination des praticiens. La plus grande difficulté en orthopédie n'est pas encore de redresser la colonne, elle consiste surtout à lui donner la solidité qui lui manque, en renforçant et ses ligaments et ses muscles ; et la faiblesse de ces deux ordres d'organes est tellement marquée, tellement constante, et elle est une source d'indications si importante dans les déviations latérales de l'épine, que je n'hésite pas, pour mon compte, à lui attribuer une très-large part dans l'étiologie. Il y a près de six années qu'ayant à juger entre les diverses méthodes orthopédiques, je condamnais sans réserve les appareils à extension comme ne pouvant qu'affaiblir encore les ligaments et les muscles de la colonne. La myotomie rachidienne n'était pas alors inventée ; mais, d'après ces principes, elle aurait pu être jugée d'avance. C'est un assez mauvais moyen en effet pour donner aux muscles plus de force, que de commencer par les couper ; ce que l'expérience ancienne permettait de présumer à cet égard a été pleinement confirmé par l'expérience plus récente ; et ce qui donnera quelque poids peut-être à la conclusion à tirer de tout ce travail, c'est qu'elle se trouve ainsi en accord avec les principes et avec les faits.



FIN.